Corina Vater

Knochenregeneration mit neuartigen Calciumphospatzementen

Corina Vater

Knochenregeneration mit neuartigen Calciumphospatzementen

Biologische Charakterisierung neuartiger nanokristalliner Calciumphosphatzemente für die Knochenregeneration

Südwestdeutscher Verlag für Hochschulschriften

Impressum/Imprint (nur für Deutschland/only for Germany)
Bibliografische Information der Deutschen Nationalbibliothek: Die Deutsche Nationalbibliothek verzeichnet diese Publikation in der Deutschen Nationalbibliografie; detaillierte bibliografische Daten sind im Internet über http://dnb.d-nb.de abrufbar.
Alle in diesem Buch genannten Marken und Produktnamen unterliegen warenzeichen-, marken- oder patentrechtlichem Schutz bzw. sind Warenzeichen oder eingetragene Warenzeichen der jeweiligen Inhaber. Die Wiedergabe von Marken, Produktnamen, Gebrauchsnamen, Handelsnamen, Warenbezeichnungen u.s.w. in diesem Werk berechtigt auch ohne besondere Kennzeichnung nicht zu der Annahme, dass solche Namen im Sinne der Warenzeichen- und Markenschutzgesetzgebung als frei zu betrachten wären und daher von jedermann benutzt werden dürften.

Verlag: Südwestdeutscher Verlag für Hochschulschriften GmbH & Co. KG
Dudweiler Landstr. 99, 66123 Saarbrücken, Deutschland
Telefon +49 681 37 20 271-1, Telefax +49 681 37 20 271-0
Email: info@svh-verlag.de

Zugl.: Dresden, TU, Diss., 2010

Herstellung in Deutschland:
Schaltungsdienst Lange o.H.G., Berlin
Books on Demand GmbH, Norderstedt
Reha GmbH, Saarbrücken
Amazon Distribution GmbH, Leipzig
ISBN: 978-3-8381-2615-9

Imprint (only for USA, GB)
Bibliographic information published by the Deutsche Nationalbibliothek: The Deutsche Nationalbibliothek lists this publication in the Deutsche Nationalbibliografie; detailed bibliographic data are available in the Internet at http://dnb.d-nb.de.
Any brand names and product names mentioned in this book are subject to trademark, brand or patent protection and are trademarks or registered trademarks of their respective holders. The use of brand names, product names, common names, trade names, product descriptions etc. even without a particular marking in this works is in no way to be construed to mean that such names may be regarded as unrestricted in respect of trademark and brand protection legislation and could thus be used by anyone.

Publisher: Südwestdeutscher Verlag für Hochschulschriften GmbH & Co. KG
Dudweiler Landstr. 99, 66123 Saarbrücken, Germany
Phone +49 681 37 20 271-1, Fax +49 681 37 20 271-0
Email: info@svh-verlag.de

Printed in the U.S.A.
Printed in the U.K. by (see last page)
ISBN: 978-3-8381-2615-9

Copyright © 2011 by the author and Südwestdeutscher Verlag für Hochschulschriften GmbH & Co. KG and licensors
All rights reserved. Saarbrücken 2011

Inhaltsverzeichnis

Abkürzungsverzeichnis
Glossar

1. Einleitung 1
1.1 Knochenersatzmaterialien 1
1.2 Calciumphosphate 4
    1.2.1 Überblick 4
    1.2.2 Keramiken und Zemente auf Calciumphosphatbasis 6
    1.2.3 Calciumphosphat-Pastenzemente 9
1.3 Zellen zur Untersuchung von Knochenersatzmaterialien 10
1.4 Zielstellung der Arbeit 13

2. Material und Methoden 14
2.1 Trägermaterialien 14
    2.1.1 Basiszement (CPC) 14
    2.1.2 Modifizierte Zemente 14
    2.1.3 Herstellung der frisch abbindenden Zemente 16
    2.1.4 Pastenzemente 16
2.2 Zellen 17
    2.2.1 Humane fötale Osteoblasten (hFOB 1.19) 17
    2.2.2 Humane mesenchymale Stammzellen (hMSC) 18
2.3 Medien, Lösungen und Zubehör für die Zellkultur 18
2.4 Zellkulturtechniken 19
    2.4.1 Expansion und Passagierung 19
    2.4.2 Kryokonservierung und Rekultivierung 19
    2.4.3 Bestimmung der Zellzahl 20
    2.4.4 Kultivierung der Zell-Zement-Konstrukte und osteogene Induktion 20
2.5 Analysemethoden 21
    2.5.1 Bestimmung der Proteinadsorption 21
    2.5.2 Fluoreszenzmikroskopische Analyse der Zellen 25
    2.5.3 Biochemische Analyse der Zellen 27

2.5.4 Molekularbiologische Analyse der Zellen zum Nachweis der Gentranskription 30

3. Ergebnisse 33

3.1 Experimentelle Untersuchungen zu den verschieden modifizierten Zementen 34
3.1.1 Proteinadsorption 34
3.1.2 Biokompatibilitätsuntersuchungen 36
3.1.3 Auswahl der Zementfavoriten 44

3.2 Experimentelle Untersuchungen zu den Zementfavoriten 46
3.2.1 Proteinadsorption 46
3.2.2 Zellkompatibilität 50

3.3 Experimentelle Untersuchungen mit frisch abbindenden Zementen 58
3.3.1 Proteinadsorption 58
3.3.2 Zellkompatibilität 61

3.4 Experimentelle Untersuchungen zu den Pastenzementen 69
3.4.1 Proteinadsorption 69
3.4.2 Zellkompatibilität 70

4. Diskussion 74

4.1 Proteinadsorption 74

4.2 Biokompatibilität 79

5. Zusammenfassung 86

Literaturverzeichnis
Abbildungsverzeichnis
Tabellenverzeichnis

Abkürzungsverzeichnis

1-P-CPC	Einpasten-Calciumphosphatzement
2-P-CPC	Zweipasten-Calciumphosphatzement
Abb.	Abbildung
AK	Antikörper
ALP	Alkalische Phosphatase
ATCC	American Type Culture Collection
BMP	bone morphogenetic protein
BSA	bovines Serumalbumin
BSPII	bone Sialoprotein II
Ca:P-Verhältnis	Calcium zu Phosphor Verhältnis
Calcein AM	Calcein Acetoxymethylester
cDNA	komplementäre DNA
CPC	Calciumphosphatzement
DAPI	4`,6-Diamidino-2-phenylindoldihydrochlorid
DMEM	Dulbecco`s Minimum Essential Medium
DMSO	Dimethylsulfoxid
DNA	Desoxyribonukleinsäure
dNTP	Desoxyribonukleosidtriphosphate
DTT	Dithiothreitol
EDTA	Ethylendiamintetraessigsäure
EthD-1	Ethidium Homodimer-1
FCS	fötales Kälberserum
FM	Fluoreszenzmikroskopie
GAPDH	Glycerinaldehyd-3-phosphat Dehydrogenase
HA	Hydroxylapatit
hFOB	humane fötale Osteoblasten
hMSC	humane mesenchymale Stammzellen
HS	humanes Serum
l/p-Verhältnis	Pulver-zu-Flüssigkeit-Verhältnis
LDH	Lactatdehydrogenase
NAD	Nicotinamid-Adenin-Dinucleotid
NADH	Nicotinamid-Adenin-Dinucleotid nach Addition eines Hydridions
OC	Osteocalcin
OD	optische Dichte
OS-	nicht osteogen induzierte Zellen
OS+	osteogen induzierte Zellen

PBS	phosphatgepufferte Kochsalzlösung
PCL	Polycaprolacton
pNp	para-Nitrophenol
pNpp	para-Nitrophenylphosphat
REM	Rasterelektronenmikroskopie
RNA	Ribonukleinsäure
rpm	Umdrehungen pro Minute
PCR	Polymerase-Kettenreaktion
SBF	simulierte Körperflüssigkeit
Stabw	Standardabweichung
SV40	simian vacuolating virus 40
Tab.	Tabelle
t_c	Kohäsionszeit
t_f	finale Abbindezeit
TGF	transforming growth factor
t_i	initiale Abbindezeit
VEGF	vascular endothelial growth factor
ZK-Medium	Zellkulturmedium
α-MEM	Minimum Essential Medium, α-Modifikation

Glossar

Adhäsion	Anheften von z. B. Zellen auf Oberflächen
aliphatische Verbindungen	azyklische oder zyklische, gesättigte oder ungesättigte Kohlenstoffverbindungen, außer aromatischen Verbindungen
allogen	von einem Individuum gleicher Spezies stammend
Apoptose	Form des programmierten Zelltods
autolog	vom selben Individuum stammend
bovin	vom Rind stammend
Degradation	Stoffabbau bzw. Zerlegung von Verbindungen
drug-delivery-Systeme	Systeme, bei denen mit optimaler Effizienz Wirkstoffe zum Ort des Geschehens geliefert werden können
equin	vom Pferd stammend
Esterase	Enzyme, die Ester niederer Carbonsäuren hydrolytisch in einen Alkohol und eine Säure aufspalten (Verseifung)
in situ	Untersuchung eines Objektes, einer Reaktion, eines Prozesses dort, wo diese natürlich auftreten
in vitro	Prozesse, die außerhalb des lebenden Organismus stattfinden
in vivo	Prozesse, die im lebenden Organismus ablaufen
murin	von der Maus stammend
osteogene Materialien	Materialien, die Knochengewebe bildende Zellen beinhalten
osteoinduktive Materialien	Materialien, die die Knochenneubildung fördern
osteokonduktive Materialien	Materialien, die als Leitstruktur dienen, an der neuer Knochen entstehen kann
pluripotent	Stammzellen, die die Fähigkeit haben, sich in nahezu alle Zelltypen der drei Keimblätter differenzieren zu können
Polymerase	Enzym, welches einzelne Moleküle (Monomere) chemisch zu Ketten (Polymeren) verknüpft
Precursorpulver	Ausgangspulver
Primer	Oligonukleotid, das als Startpunkt für DNA-replizierende Enzyme dient
Proliferation	Vermehrung/Wachstum von Zellen
rekombinante Proteine	Proteine, die mit Hilfe gentechnisch veränderter (Mikro-) Organismen hergestellt werden
Remodelling	Umbau
Resorption	organischer Prozess, bei dem körpereigene oder –fremde Stoffe durch lebende Zellen oder Gewebe aktiv aufgenommen werden

Reverse Transkriptase	Enzyme, die die Umschreibung von RNA in DNA katalysieren
Vaskularisierung	Neubildung kleiner Blutgefäße
Vertebro-/Kyphoplastie	Verfahren zur Stabilisierung eines gesinterten („gestauchten") Wirbelkörpers
xenogen	von einem anderen Lebewesen stammend
Zytotoxizität	Zellschädigung, Zellvergiftung

1. Einleitung

1.1 Knochenersatzmaterialien

Schon seit jeher versuchten die Menschen, verloren gegangene Körperteile und beschädigte Gewebe zu ersetzen oder zumindest eine funktionelle Wiederherstellung zu erreichen. Die Palette der verwendeten Materialien reichte dabei von Kokosnussschalen in prähistorischen Schädeln über Holz, Steine, bearbeitete Tierknochen und Elfenbein als Zahnersatz bis zu Metallstücken, mit denen im 18. Jahrhundert in England traumatische Verletzungen des Schädels verschlossen wurden *(Lässig et Müller 1999)*. Ab dem 19. Jahrhundert gab es dann Versuche, den nur begrenzt zur Verfügung stehenden autologen Knochen durch desinfizierte Schwämme *(Hamilton 1881)*, Elfenbein *(Gluck 1891)*, Gips *(Dreesmann 1892)*, bovinen, teilweise enteiweißten „Kielerspan" *(Maatz et al. 1952)* oder Eierschalen *(Tarsoly et Tomory 1963)* zu ersetzen.

Die heute verwendeten Knochenersatzmaterialien werden aus Metallen, biologischen Geweben oder aus synthetischen Materialien hergestellt. Dabei sollte das ideale Knochenersatzmaterial nach Implantation keine entzündlichen Reaktionen hervorrufen sowie osteogene, osteoinduktive und osteokonduktive Eigenschaften haben *(Schieker et al. 2008)*. Während osteogene Materialien Zellen beinhalten, die Knochengewebe bilden können, fördern osteoinduktive Stoffe die Knochenneubildung, indem sie lokale oder applizierte Zellen osteogen stimulieren. Osteokonduktive Knochenersatzmaterialien dienen als Leitstruktur, an der neuer Knochen entstehen kann. Ein weiterer wichtiger Aspekt, der bei abbaubaren Ersatzstoffen beachtet werden muss, ist das Gleichgewicht zwischen Resorption und Knochenneubildung. Dabei sollten idealerweise die anfallenden Abbauprodukte für den Wiederaufbau und die Mineralisation des entstehenden Knochengewebes verwendet werden können *(Rüger 1998)*.

Der „goldene Standard" bei der Wiederherstellung knöcherner Defekte ist bislang die Verwendung autologer Spongiosa. Diese bringt alle gewünschten Eigenschaften mit sich, da sie neben Zellen auch Wachstumsfaktoren enthält und als Leitschiene für die Knochenneubildung fungiert. Nachteile der autologen Spongiosatransplantation sind jedoch die erhöhten Kosten, der begrenzte Vorrat und der stets notwendige Zweiteingriff, der lokale Komplikationen wie z. B. Infektionen oder Hämatome verursachen kann. Demgegenüber sind synthetische Knochenersatzmaterialien in ausreichender Menge verfügbar, können über längere Zeit gelagert werden und erfordern keinen Zweiteingriff. Einsatz finden Knochenersatzstoffe v. a. bei Halbschaft- und metaphysären Defekten (Abb. 1) sowie in der Kieferchirurgie.

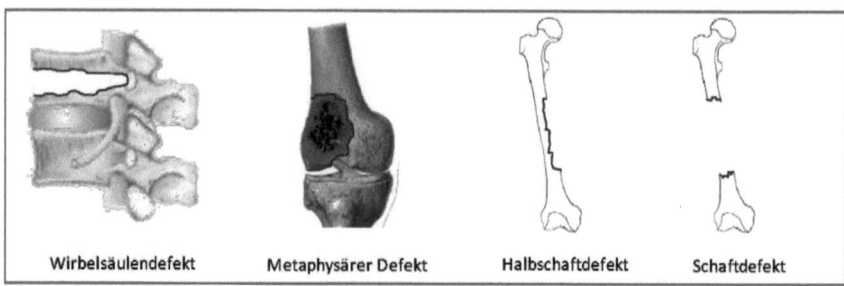

| Wirbelsäulendefekt | Metaphysärer Defekt | Halbschaftdefekt | Schaftdefekt |

Abb. 1: Knochendefekte nach Schieker *(Schieker et Mutschler 2006)*

Die Behandlung von Wirbelsäulendefekten erfolgt meist mit autologem Span, Metallimplantaten in Kombination mit Spongiosa und/oder Wachstumsfaktoren oder im Rahmen der Vertebro- und Kyphoplastie mit Polymethylmetacrylat-Zementen. Komplette Schaftdefekte können jedoch auch heute noch nicht mit Knochenersatzmaterialien therapiert werden.
Eine mögliche Einteilung von Knochenersatzwerkstoffen nach ihrer Herkunft zeigt Tab. 1.

Tab. 1: Einteilung von Knochenersatzmaterialien

Klasse	Material
I	*organische Knochenersatzmaterialien* ➢ biologischer Ursprung ➢ synthetischer Ursprung
II	*anorganische Knochenersatzmaterialien* ➢ Metalle ➢ Biogläser ➢ Calciumsulfate ➢ Keramiken ➢ Zemente
III	*Komposite* ➢ Verbundmaterial aus organischem und anorganischem Knochenersatzwerkstoff (z. B. Biopolymer + Keramik)

Organische Knochenersatzwerkstoffe können biologischen und synthetischen Ursprungs sein. Zu den organischen biologischen Ersatzstoffen gehören mineralisierte Knochenmatrices (z. B. Bio-Oss®) und Knochenmatrixextrakte (z. B. Colloss®, Osteoplant®, Osteovit®) mit oder ohne Knochenwachstumsfaktoren (z. B. BMP-2, OP-1), aber auch solche Substanzen wie Alginat, Gelatine oder Chitosan. Um Abstoßungsreaktionen zu verhindern, werden bei allogenen Knochentransplantaten und xenogenen Implantaten wie z. b. bovinem oder equinem spongiösem Knochen zunächst die zellulären und antigenen Bestandteile durch chemische Verfahren entfernt, wobei die poröse Struktur und die Stabilität der mineralisierten Grundsubstanz erhalten bleibt. Durch die Möglichkeit, Knochenwachstumsfaktoren rekombinant herzustellen, konnten größere Mengen der Proteine produziert und so klinisch eingesetzt werden. In Kombination mit Kollagen-Leitschienen sind heute zwei Präparate (BMP-2 bzw. BMP-7) für den klinischen Einsatz zugelassen *(Friedländer et al. 2001, Govender et al. 2002).*

Natürliche Biopolymere (Kollagen, Gelatine, Alginat oder Chitosan) finden ihre Hauptanwendung in Form von Schwämmen oder in Kombination mit anderen Stoffen wie Wachstumsfaktoren oder Antibiotika. Dabei wird Kollagen bzw. Gelatine aus tierischem Ausgangsmaterial (z. B. Rinderhaut) isoliert und durch chemische Verfahren für die Verwendung als Knochenersatzmaterial aufbereitet.

Abbaubare synthetische Polymere gehören ebenfalls zur Gruppe der organischen Knochen- und Gewebeersatzmaterialien. Sie werden vornehmlich für zeitlich begrenzte Aufgaben eingesetzt wie z. B. als Schrauben oder Stifte zur Knochenfixation oder als chirurgisches Nahtmaterial. Im Gegensatz zu Metallimplantaten ist bei der Verwendung abbaubarer Polymere keine Zweit-OP zur Entfernung des Implantats nötig und es tritt keine Sensibilisierung des Patienten gegenüber Metallen auf. Sie können in jeder beliebigen Form hergestellt werden und sind mit während der Operation zur Verfügung stehenden Instrumenten bearbeitbar. Die Grundsubstanzen sind aliphatische Polyester, die durch Polykondensation von Milchsäure bzw. Glykolsäure (Polylaktide bzw. Polyglykolide) hergestellt werden. Dabei werden Polyglykolide schneller hydrolytisch abgebaut als Polylaktide. Durch Kombination beider Stoffe zu Kopolymeren können die mechanischen Eigenschaften und die Abbaugeschwindigkeit gesteuert werden *(Schieker et al. 2008).* Ein Nachteil dieser Polymere ist jedoch, dass bei deren Degradation Säuren als Abbauprodukte freigesetzt werden, die den pH- Wert des umgebenden Gewebes senken und so zu Immun- und Fremdkörperreaktionen führen können *(Schnürer et al. 2003).*

Zu den anorganischen Knochenersatzmaterialien gehören neben den Metallen auch Biogläser, Calciumsulfate, Keramiken und Zemente. Metalle finden ihre Anwendung hauptsächlich in der Endoprothetik als Gelenkersatz. Dabei werden v. a. Chrom-Kobalt-Molybdänlegierungen sowie hochvergüteter Stahl oder Titan und Titanlegierungen als Werkstoffe verwendet. Ein Problem, was bei der Verwendung von Metallimplantaten auftreten kann, ist deren Lockerung. Aus diesem Grund werden z. B. Hüftprothesen, die in den Femurschaft eingebracht werden, speziell bearbeitet oder mit bioaktiven Substanzen (z. B. Calciumphosphat) beschichtet, um ein Anwachsen von vitalem Knochen zu ermöglichen. Trotzdem liegt die Haltbarkeit eines künstlichen Gelenkes im Mittel nur bei ca. 12 - 15 Jahren. Weitere Nachteile sind die oftmals benötigten Zweit-Operationen zur Entfernung des Implantats und die mögliche Sensibilisierung des Patienten gegenüber Metallen. Neben ihrer Verwendung in der Endoprothetik werden Metalle auch als Zahnersatz (v. a. Gold und Titan), zur Knochenfixation mittels Schrauben, Nägeln oder Platten, als Gefäßimplantat (Stents), zur Knochenregeneration (Trabecular Metal™) oder als Schädelimplantate *(Weihe et Epple 2001)* eingesetzt.

Bei Biogläsern handelt es sich um amorphe, anorganische Materialien, deren Basis saure (Phosphorpentoxid, Siliciumdioxid) und basische (Calcium-, Natrium-, Kalium-, Magnesi-um-, Zinkoxid) Oxide sind. Je nach Herstellungsverfahren liegen sie in kompakter oder poröser Form mit interkonnektierendem Porensystem vor. Sie sind als Pulver oder gesinterte Formkörper erhältlich und ermöglichen durch ihren Ionenaustausch mit dem benachbarten biologischen Milieu das Anwachsen von vitalem Knochengewebe *(Kaufmann et al. 2000, Gan et al. 2000)*. Calciumsulfate sind schon seit Ende des 19. Jahrhunderts als Füllmaterial für Knochendefekte bekannt *(Martin 1894)*, gelangten aber aufgrund des schwer vorhersagbaren Abbauverhaltens von Calciumsulfat-Dihydrat ($CaSO_4 \cdot 2H_2O$, Gips) zu keiner großen klinischen Bedeutung. Werkstoffe auf Calciumsulfatbasis degradieren binnen weniger Wochen und können deshalb eine Platzhalterfunktion nur bedingt erfüllen. Erhältlich sind sie als feste Formkörper oder als Granulate. Calciumsulfat-Hemihydrat ($CaSO_4 \cdot 0{,}5H_2O$) bindet mit Wasser ab und bildet nach dem Anmischen eine formbare Masse. Bei der Abbindereaktion entsteht Calciumsulfat-Dihydrat, wodurch das Material nach Aushärtung eine den Calciumphosphatzementen vergleichbare Festigkeit aufweist, dafür aber innerhalb weniger Wochen komplett degradiert *(Schnürer et al. 2003)*.

Keramiken und Zemente auf Calciumphosphatbasis stellen eine weitere wichtige Gruppe der anorganischen Knochenersatzmaterialien dar und werden im folgenden Kapitel 1.2 näher erläutert. Neben den organischen und anorganischen Knochenersatzmaterialien gibt es auch noch die große Gruppe der Kompositwerkstoffe. Ein Kompositwerkstoff besteht aus zwei oder mehreren chemisch unterschiedlichen Materialien (z. B. Metall, Keramik, Polymer, autologer Knochen) und soll die besten Eigenschaften der jeweiligen Inhaltsstoffe in sich vereinen *(Wang 2003)*. Ziel der Entwicklung solcher Komposite ist die Verbesserung der Materialeigenschaften und der Biokompatibilität.

1.2 Calciumphosphate

1.2.1 Überblick

Calciumphosphate sind Kombinationen von Calciumionen und Ortho- (PO_4^{3-}), Pyro- ($P_2O_7^{4-}$) oder Polyphosphaten (($PO_3)_n^{-n}$) und gegebenenfalls ionischen Bestandteilen des Wassers (H^+, OH^-). Sie lösen sich nur schlecht bis gar nicht in Wasser, sind dafür aber alle säurelöslich. Obwohl Calciumpyrophosphate in pathologischen Verkalkungen wie z. B. Zahnstein oder Blasensteinen vorkommen können *(Epple et Dorozhkin 2002)*, werden nachfolgend nur Calciumorthophosphate näher beschrieben, da sie die Hauptmineralkomponente von physiologischen Hartgeweben (Knochen, Zähne, Fischgräten, einige Muschelschalen) darstellen *(Dorozhkin 2009)*.

Tab. 2 zeigt die verschiedenen biologisch relevanten Calciumorthophosphate, die nach ihrem Calcium-zu-Phosphor-Verhältnis (Ca:P-Verhältnis) und ihrer Löslichkeit in Wasser eingeteilt sind. Je kleiner das jeweilig Ca:P-Verhältnis dabei ist, desto besser wasserlöslich ist das Calciumphosphat. Einige Eigenschaften der jeweiligen Calciumorthophosphate sind in Tab. 3 aufgelistet.

Tab. 2: Übersicht der verschiedenen Calciumorthophosphate

Verbindung	Abkürzung	Summenformel	Ca:P-Verhältnis
Monocalciumphosphat-Monohydrat	MCPM	$Ca(H_2PO_4)_2 \cdot H_2O$	0,5
Monocalciumphosphat-Anhydrat	MCPA	$Ca(H_2PO_4)_2$	0,5
Dicalciumphosphat-Dihydrat	DCPD (Brushit)	$CaHPO_4 \cdot 2H_2O$	1,0
Dicalciumphosphat-Anhydrat	DCPA (Monetit)	$CaHPO_4$	1,0
Octacalciumphosphat	OCP	$Ca_8(HPO_4)_2(PO_4)_4 \cdot 5H_2O$	1,33
α-Tricalciumphosphat	α-TCP	$\alpha\text{-}Ca_3(PO_4)_2$	1,5
β-Tricalciumphosphat	β-TCP	$\beta\text{-}Ca_3(PO_4)_2$	1,5
Amorphes Calciumphosphat	ACP	$Ca_x(PO_4)_y \cdot nH_2O$	1,2 - 2,2
Calcium-defizitärer Hydroxylapatit	CDHA	$Ca_{10-x}(HPO_4)_x(PO_4)_{6-x}(OH)_{2-x}$ $(0 < x < 1)$	1,5 - 1,67
Hydroxylapatit	HA	$Ca_{10}(PO_4)_6(OH)_2$	1,67
Tetracalciumphosphat	TTCP	$Ca_4(PO_4)_2O$	2,0

Tab. 3: Ausgewählte Eigenschaften der Calciumorthophosphate (CaP) nach Epple *(Epple et Dorozhkin 2002)*

Calciumphosphat	Eigenschaften
Monocalciumphosphat-Monohydrat (MCPM)	• sauerstes CaP, dafür am besten wasserlöslich • kommt biologisch nicht vor • Komponente einiger Calciumphosphatzemente (CP-Zemente)
Monocalciumphosphat-Anhydrat (MCPA)	• wasserfreie Form des MCPM • kommt biologisch nicht vor
Dicalciumphosphat-Dihydrat (DCPD - Brushit)	• häufig in pathologischen Verkalkungen (Zahnstein, Blasensteine, Chondrocalcinose) • Bestandteil von CP-Zementen
Dicalciumphosphat-Anhydrat (DCPA - Monetit)	• wasserfreie Form des DCPD • kommt nicht in physiologischen/pathologischen Verkalkungen vor • Bestandteil von CP-Zementen
Octacalciumphosphat (OCP)	• stabiler Bestandteil von Zahnstein, Blasensteinen • wichtig bei *in vivo* Bildung von Biomineralien
α-Tricalciumphosphat (α-TCP)	• entsteht aus β-TCP durch Erhitzen auf über 1125°C • instabil in Wasser → kommt nicht in biologischen Verkalkungen vor • Bestandteil von CP-Zementen
β-Tricalciumphosphat (β-TCP)	• entsteht durch Calcinieren oberhalb 800°C (z. B. aus CDHA) • instabil in Wasser → kommt nicht in biologischen Systemen vor • Bestandteil von CPCs • HA + β-TCP = biphasisches Calciumphosphat → Verwendung als Knochenersatz

Amorphes Calciumphosphat (ACP)	• kommt in pathologischen Verkalkungen von Weichgeweben vor (z. B. Herzklappe) • Bestandteil von CP-Zementen • ACP + Polymere → Verwendung in Zahnheilkunde und Chirurgie
Calcium-defizitärer Hydroxylapatit (CDHA)	• unsubstituierter CDHA kommt nicht in biologischen Systemen vor • mit Fremdionen (z. B. Na^+, K^+, Mg^{2+}, Sr^+, Cl^-) → biologischer Apatit (Mineralphase in Hartgeweben)
Hydroxylapatit (HA)	• am schlechtesten löslich, damit stabilstes CaP • reiner HA kommt nicht in biologischen Systemen vor • HA biologischem Apatit sehr ähnlich → HA als biologisch aktive Beschichtung, CP-Zement auf HA-Basis
Tetracalciumphosphat (TTCP)	• basischstes CaP • instabil in Wasser → kommt nicht in biologischen Systemen vor • Bestandteil von CP-Zementen

1.2.2 Keramiken und Zemente auf Calciumphosphatbasis

Knochenersatzwerkstoffe auf Calciumphosphatbasis können in Keramiken und Zemente unterteilt werden, wobei deren Ausgangsstoffe und Produkte oftmals gleich sind. Grundsätzlich entstehen Keramiken durch Hochtemperatursinterung und weisen größere, über Sinterhälse verbundene Partikel auf. Zemente dagegen werden über Lösungs- und Fällungsreaktionen bei Raum- oder Körpertemperatur gebildet und weisen kleinere, miteinander verfilzte Partikel auf *(Rösch 2006)*.
Eine Gegenüberstellung von Calciumphosphat-Keramik und Calciumphosphat-Zement hinsichtlich ausgewählter Eigenschaften zeigt Tab. 4.

Tab. 4: Eigenschaften von Calciumphosphat-Keramiken und Calciumphosphat-Zementen

Kriterium	Calciumphosphat-Keramik	Calciumphosphat-Zement

Ausgangsstoffe	• Hydroxylapatit (HA-Keramiken)
	  – biologische Ausgangsmaterialien (bovine Spongiosa, Exoskelett von Korallen)
	  – synthetische Ausgangsmaterialien
	• Tricalciumphosphat (TCP-Keramiken)
	  – synthetische Ausgangsmaterialien
	• HA + TCP = biphasische Keramiken
		• ein/mehrere Pulverkomponenten und flüssige Phase
		• je nach Endprodukt und nach Abbindereaktion 2 Typen:
		  – Apatit-Zemente bei pH > 4,2
		  – Brushit-Zemente bei pH < 4,2

Aushärtung durch	• Hochtemperatursinterung	• Sedimentation in situ

Porosität	• kompakt bis hochporös mit Makroporositäten bis 85% • biologische Ausgangsstoffe: interkonnektierende Porensysteme • synthetische Ausgangsstoffe: Porensystem muss erst erzeugt werden	• kompakt bis porös • oftmals Porositäten im Nanobereich • Mikroporen durch Additive zum Zement (z. B. Gelatine, Mannitol)
Festigkeit	• HA-Keramik (Formkörper): – Druckfestigkeit: 100 - 200 MPa – Zugfestigkeit: bis 80 MPa (Willmann 1992)	• Druckfestigkeit: 10 - 100 MPa • Zugfestigkeit: 1 - 10 MPa
Resorbierbarkeit	• HA-Keramik: sehr langsam bis gar nicht • TCP-Keramik: schnell durch chem. Lösungsprozesse und zelluläre Resorption (α-TCP schneller abbaubar als β-TCP) • biphasische Keramik: partiell abbaubar, Abbaugeschwindigkeit steuerbar durch Verhältnis HA:TCP	• aktive Resorption durch Osteoklasten • passive Resorption durch chem. Lösungsprozesse (Brushit) • kompletter Abbau oft nicht möglich, da Abschirmung durch neugebildeten Knochen
Applikationsform	• Pulver, Granulate, Formkörper • Auffüllung unregelmäßiger Defekte schwierig, da Pulver/Granulate abdriften können und Formkörper verankert werden müssen	• Pulver + flüssige Phase → Bildung einer in situ aushärtenden Paste • Auffüllung unregelmäßiger Defekte möglich
Anwendung	• metaphysäre Defekte • bei lasttragenden Stellen: Osteosynthese notwendig • Spinalchirurgie • Dentalmedizin	• metaphysäre Defekte • nicht für lasttragende Stellen geeignet • Dentalmedizin • Verankerung von Implantaten • Kraniofazialchirurgie • Drug-delivery Systeme
Beispiele	• HA-Keramik (biologisch): – Pro Osteon™ (Interpore) – Endobon® (Biomet) • HA-Keramik (synthetisch): – Synatite® (Aesculap) – Synthacer® (MedArtis) • TCP-Keramik: – Cerasorb® (Curasan) – chronOS® (Mathys Medical) • biphasische Keramik: – Biocer® R (DePuy) – Ceraform® (Teknimed)	• Apatit-Zemente: – Biobon® (Etex Corporation) – Calcibon® (Biomet) – Norian SRS® (Norian Corp./STRATEC Medical) – Bone Source® (Stryker Leibinge) – Mimix™ (W. Lorenz Surgical) • Brushit-Zemente: – PD VitalOs Cement® (Produits Dentaires SA)

Calciumphosphat-Zemente (CP-Zemente) weisen gegenüber Calciumphosphat-Keramiken einige Vorteile auf. So können sie in vivo bei Körpertemperatur aushärten, passen sich aufgrund ihrer pastösen Form perfekt an die jeweilige Implantatumgebung an, können in neuen Knochen umgebaut werden (Osteotransduktivität/Remodelling) und sind leicht herstell- und anwendbar. Neben den allgemeinen Anforderungen an ein Knochenersatzmaterial (siehe 1.1) müssen CP-Zemente zudem noch spezielle Anforderungen erfüllen, die besonders Festigkeit und gute Verarbeitbarkeit unter klinischen Bedingungen betreffen. Während die Kompressionsstabilität von kortikalem Knochen bei 90 - 210 MPa *(Reilly et Burstein 1975)* liegt, erreichen die zurzeit erhältlichen CP-Zemente nur Festigkeiten von max. 100 MPa *(Charriere et al. 2001)*. Damit eignen sich CP-Zemente lediglich zur Defektauffüllung in wenig belasteten Knochenbereichen. Da die Druckfestigkeit von spongiösem Knochen bei ca. 10 MPa *(Einhorn 1996)* liegt, sollten CP-Zemente für den medizinischen Anwendungsbereich ebenfalls eine Mindestdruckfestigkeit von 10 MPa aufweisen *(Driessens et al. 1998)*. Einflussfaktoren auf die Festigkeit eines Zements sind dabei zum einen die Partikelgröße der Ausgangssubstanzen und zum anderen die Zementporosität *(Schnürer et al. 2003)*.

Neben der Festigkeit des Zements spielt auch dessen Verarbeitbarkeit eine wesentliche Rolle. Der CP-Zement muss langsam genug abbinden, um dem Operateur genügend Zeit zur Durchführung der Implantation zu geben, dabei aber schnell genug, um die Operation nicht hinauszuzögern. Zur Charakterisierung der Verarbeitbarkeit werden die Kohäsionszeit und die *setting times* (Abbindezeiten) verwendet. Die Kohäsionszeit (t_C) gibt an, nach welcher Zeit nach dem Anmischen die Zementpaste beim Kontakt mit wässrigen Flüssigkeiten formstabil bleibt. Diese Zeitspanne sollte mind. 2 min betragen *(Driessens et al. 1998)*.

Bei den *setting times* wird zwischen t_i (initiale Abbindezeit) und t_f (finale Abbindezeit) unterschieden. Der Wert für t_i gibt an, bis zu welcher Zeit nach dem Anmischen die Zementpaste verformbar ist und in den Defekt eingebracht werden muss. Idealerweise sollte die initiale Abbindezeit zwischen 3 und 8 min liegen. Die finale Abbindezeit t_f sollte 15 min nicht überschreiten und gibt an, ab wann die Wunde wieder verschlossen werden kann und der Zement leicht mechanisch (mind. 5 MPa) belastbar ist *(Driessens et al. 1998)*. Um die *setting times* an die jeweiligen Anforderungen anzupassen, kann die Abbindereaktion des Zements in ihrem Verlauf beeinflusst werden. So führt z. B. eine Erhöhung der Flüssigkeitsanteile (Pulver-zu-Flüssigkeit-Verhältnis, l/p-Verhältnis) oder der Zusatz viskositätsregulierender Flüssigkeiten (z. B. Glycerin, Polyethylenglycol) zu einer Verlängerung der Aushärtungsphase *(Sugawara et al. 1990)*. Weitere Einflussfaktoren sind Konzentration und Zusammensetzung der Abbindelösung *(Sarda et al. 2002)*, das Vorhandensein von Hydroxylapatit-Kristallkeimen *(Liu et Chen 1997, Yang et al. 2002)* sowie die Partikelgröße der Ausgangsstoffe *(Liu et al. 2003)*.

Neben einer guten Verarbeitbarkeit des Zements sollte dieser nach Implantation das umgebende Gewebe nicht negativ beeinflussen. D. h. im Verlauf der Zementumsetzung sollten keine großen Volumen- und Temperaturänderungen auftreten und die Ionenkonzentration der Körperflüssigkeiten (v. a. Calcium und Phosphat) sowie der pH-Wert sollten im physiologischen Bereich bleiben, um Zellschädigungen zu vermeiden.

Eine weitere Anforderung, die an CP-Zemente gestellt wird, ist deren Osteotransduktivität. Dabei sollte der Zement *in vivo* durch Knochenzellen (Osteoblasten und Osteoklasten) in neuen Knochen umgebaut werden. In Abhängigkeit von Alter, Geschlecht und allgemeinem Gesundheitszustand des

Patienten sowie von Implantationsort, Porosität, Kristallinität, Partikel-größe und chemischer Zusammensetzung des CP-Zements dauert es bis zu 36 Monate, bis der Zement resorbiert und durch neuen Knochen ersetzt ist *(Ambard et Mueninghoff 2006)*. Idealerweise sollte bei solch einem Remodellingprozess ein Gleichgewicht zwischen Resorption und Knochenneubildung bestehen, um zwischenzeitliche Instabilitäten des Implantats zu vermeiden. Auf rein chemischem Weg kann dies allerdings nicht erreicht werden. Ein Ansatz hierfür ist die „Biologisierung" des Zements. Damit soll eine knochenähnliche Struktur geschaffen werden, welche die für das Remodelling benötigte Zellen aktiviert oder entsprechende Signalmoleküle bindet. Besonderes Augenmerk liegt dabei auf der Osteoklastendifferenzierung aus Vorläuferzellen sowie deren Resorptionsaktivität, der Verbesserung von Adhäsion und Proliferation von Osteoblasten auf dem CP-Zement und der Initiation eines Vaskularisierungsprozesses durch Verbesserung der Adhäsion und Proliferation von Endothelzellen.

1.2.3 Calciumphosphat-Pastenzemente

Bei den Pastenzementen handelt es sich um neuartige Zementkomposite, die nicht wie die herkömmlichen CP-Zemente als anmischbare Pulver sondern in Pastenform vorliegen. Diese sind in pastöser Form über mehrere Wochen lagerstabil und weisen gute Verarbeitungseigenschaften auf. Von der Firma InnoTERE (InnoTERE GmbH, Dresden) wurden zwei verschiedene Zementsysteme entwickelt: ein Einpasten- und ein Zweipastensystem.
Der Einpastenzement (1-P-CPC) besteht aus einer wasserfreien, organomineralischen Mischung des Zements, die mithilfe einfacher handelsüblicher Spritzen mit und ohne Kanüle appliziert werden kann (Abb. 2). Erst unter Einwirkung wässriger Lösungen (z. B. SBF, Wasser, Blut) beginnt der 1-P-CPC abzubinden und auszuhärten. Die initiale Abbindezeit t_i liegt beim 1-P-CPC bei 3 - 4 min, die finale Abbindezeit t_f bei 15 min *(Nies et al. 2007)*. Dabei erreicht der 1-P-CPC Druckfestigkeiten von 10 - 15 MPa.

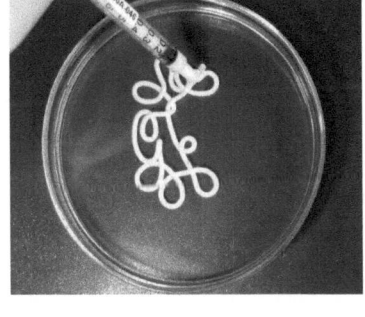
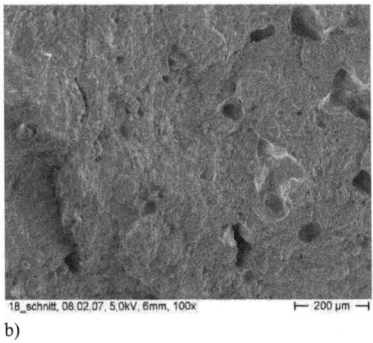

a)   b)

Abb. 2: 1-Pastenzement während der Applikation bei Raumtemperatur in Wasser (a) und REM-Aufnahme eines Querschnitts durch einen Zementstrang eines 1-P-CPC (b)

Das Zweipastenzementsystem besteht aus zwei Pasten - ölige Suspension und hochviskose Lösung. Bei der ersten Paste (ölige Suspension) handelt es sich um eine wasserfreie Zementpulvermischung, die in organischen Flüssigkeiten (Öl) dispergiert ist und prinzipiell dem Einpastenzement ähnelt. Die zweite Paste ist eine hochviskose, wässrige Lösung, die patientenspezifisch modifiziert werden kann. Dies kann z. B. durch Zusatz von autologem Serum und/oder speziell für den jeweiligen Patienten benötigten Wirkstoffgemischen (z. B. Wachstumsfaktoren, Antibiotika) erfolgen, womit eine individualisierte Behandlung möglich ist.

Der Zweipastenzement kann mittels einer handelsüblichen Doppelkammerspritze appliziert werden, wobei die Abbindereaktion unmittelbar nach Zusammenmischen der zwei Pasten beginnt (Abb. 3). Die initiale Abbindezeit t_i des 2-P-CPC liegt wie beim 1-P-CPC bei 3 - 4 min, die finale Abbindezeit t_f bei 15 min *(Nies et al. 2007)*. Auch die Druckfestigkeit des 2-P-CPC ist mit 10 - 15 MPa vergleichbar mit der des 1-P-CPC.

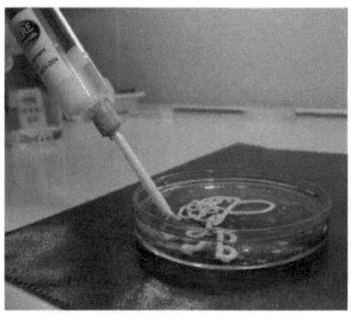
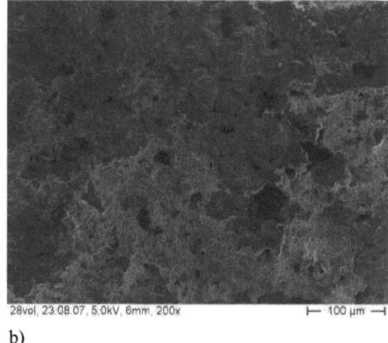

a)   b)

Abb. 3: 2-Pastenzement während der Applikation bei Raumtemperatur in Wasser (a) und REM-Aufnahme eines Querschnitts durch einen Zementstrang eines 2-P-CPC (b)

1.3 Zellen zur Untersuchung von Knochenersatzmaterialien

Die idealen Zellen für *in vitro* Untersuchungen von Knochenersatzmaterialien sind in ausreichender Menge verfügbar, leicht zu isolieren und zu expandieren und spielen auch *in vivo* eine entscheidende Rolle bei der Knochendefektheilung.

Primäre humane Osteoblasten, die aus Biopsien gewonnen werden, finden aufgrund ihres begrenzten Vorkommens und der zusätzlichen Defekte am Entnahmeort für *in vitro* Untersuchungen kaum Anwendung. Besser geeignet für standardmäßige Untersuchungen sind deshalb osteoblastenähnliche Zellen aus einer Zelllinie (z. B. hFOB 1.19, SaOs-2) und Stammzellen, die in die osteoblastäre Richtung differenzieren können. Vorteile bei der Verwendung einer Zelllinie ist deren Reinheit, uneingeschränkte Verfügbarkeit, leichte Handhabung und vor allem die Reproduzierbarkeit der Ergebnisse. Allerdings sind Zellen einer permanenten Zelllinie stets genetisch verändert und können so lediglich als Modell für Osteoblasten fungieren, da ihr Spektrum an osteoblastenspezifischen Wachstums- und Differenzierungsfaktoren eingeschränkt ist.

Stammzellen sind unspezialisierte Vorläuferzellen, die die Fähigkeit zur Selbstreplikation besitzen und sich durch spezielle Zusätze in verschiedene Gewebe differenzieren lassen. Ihrer Herkunft nach können sie in embryonale und adulte Stammzellen unterteilt werden. Während embryonale Stammzellen aus frühembryonalen Stadien des menschlichen Keimes gewonnen werden, entstehen adulte Stammzellen erst nach der Embryonalentwicklung (Abb. 4). Obwohl embryonale Stammzellen ein pluripotentes Differenzierungspotential besitzen (d. h. Differenzierung ist in jede Körperzelle möglich) und uneingeschränkt teilungsfähig sind, ist der Erhalt des stammzellspezifischen Charakters bei deren Vermehrung präparativ schwierig und die Differenzierung in einen einzigen spezifischen Gewebetyp schlecht dirigierbar. Darüber hinaus können transplantierte embryonale Stammzellen in unerwünschte Gewebe differenzieren, da bei der Erfüllung ihrer „natürlichen" Aufgabe (Entwicklung von embryonalen Geweben) andere Mechanismen wirksam sind als bei der Regeneration von adulten Geweben *(Denker 2006)*. Neben der Gefahr der Tumorbildung aufgrund unbegrenzter Zellteilung stößt die embryonale Stammzellenforschung in Deutschland zudem auf ethische und juristische Grenzen *(Bobbert 2006)*.

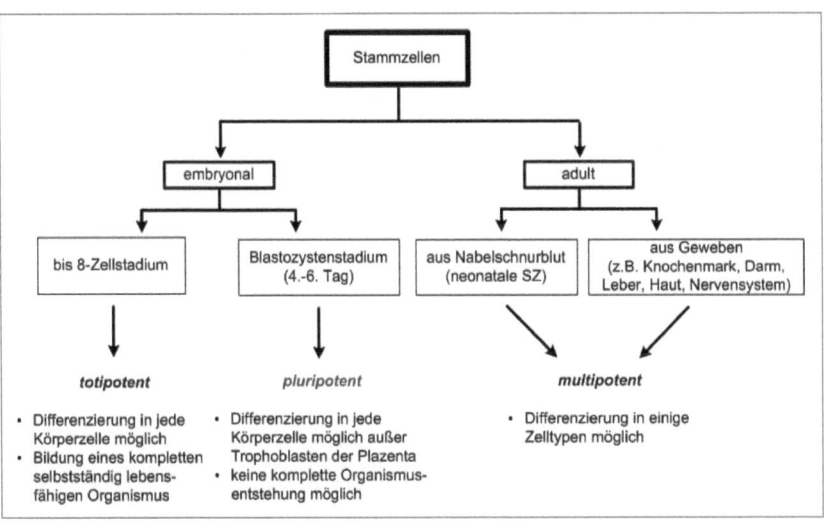

Abb. 4: Stammzellarten und ihr Entwicklungspotential

Adulte Stammzellen konnten bisher in zwanzig Geweben nachgewiesen werden und sind lebenslang aktiv, allerdings nimmt ihre Anzahl und Leistungsfähigkeit mit zunehmendem Alter ab *(Engelhardt et al. 2003, Fehrer et Lepperdinger 2005, Tam et al. 2007)*. Hauptsächlich genutzt werden mesenchymale Stammzellen (MSC), die aus Knochenmark *(Friedenstein et al. 1976)*, Fettgewebe *(Zuk et al. 2002)*, Plazenta-Gewebe *(Igura et al. 2004)*, Periost *(Ng et al. 2005)* und Nabelschnurblut *(Bieback et al. 2004)* isoliert werden können. Aufgrund ihrer Fähigkeit, in verschiedene Zelltypen zu differenzieren (Abb. 5) sind sie neben der Testung von Knochenersatzmaterialien auch für viele andere Anwendungen geeignet. Dazu zählen u. a. die Therapie von Herzinfarkten *(Strauer et al. 2002, Schäfer et Northoff 2008, Grauss et al. 2007)*, die Behandlung von Blutkrankheiten *(Lee et al. 2002)*, Knorpelläsionen *(Jorgensen et al. 2008)*, Diabetes *(Urban et al. 2008)*, neurodegenerativen Erkrankungen *(Dezawa 2008)* oder auch die Nachbehandlung von Krebspatienten *(Koc et al. 2000)*.

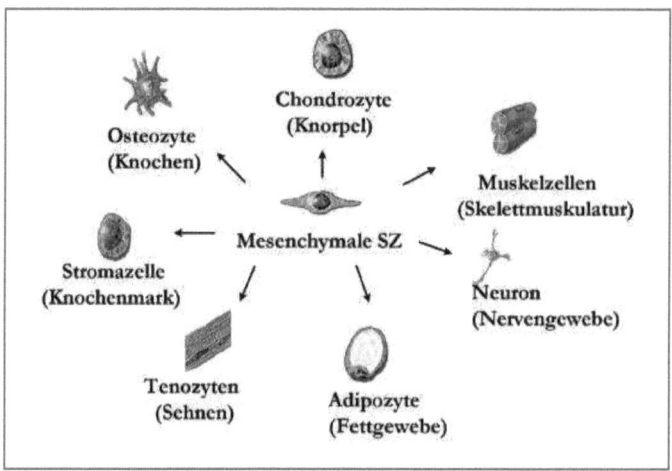

Abb. 5: Differenzierungsmöglichkeiten der MSC

Die Differenzierung von MSC zu Knochenzellen (Osteoblasten) wird *in vitro* durch osteogene Zusätze zum Kulturmedium erreicht (siehe Tab. 7, Seite 19). Um die Entwicklung der MSC zu Osteoblasten nachzuweisen, gibt es verschiedene Möglichkeiten. Neben dem Calciumnachweis in der sezernierten extrazellulären Matrix dienen osteoblastenspezifische Marker zur Identifizierung. Als klassische Marker der osteoblastären Differenzierung gelten neben der Alkalischen Phosphatase z. B. Runx2, Kollagen I, Osteopontin, Osteocalcin, Bone Sialoprotein (BSPII) und Osteocalcin *(Pautke 2004, Sun et al. 2008, Wan et al. 2008)*.

Obwohl spenderabhängige Unterschiede nicht ausgeschlossen werden können, liegt ein wesentlicher Vorteil der MSC gegenüber Zellen einer Zelllinie in ihrer größeren Sensibilität gegenüber sich verändernden Umgebungsbedingungen. Diese Eigenschaft kann genutzt werden, um verschiedene Knochenersatzmaterialien miteinander zu vergleichen.

1.4 Zielstellung der Arbeit

Ziel der vorliegenden Arbeit war die biologische Charakterisierung neuartiger nanokristalliner und für die Knochenregeneration geeigneter Calciumphosphatzemente (CP-Zemente). Hierzu sollten verschiedene CP-Zementvarianten verwendet werden, die mit unterschiedlichen Biomolekülen (Cocarboxylase, Glucuronsäure, Weinsäure, Glucose-1-phosphat, Arginin, Lysin oder Asparaginsäure-Natriumsalz) modifiziert wurden.

Zunächst sollte dabei der Einfluss der Modifikationen auf die Proteinbindungskapazität für humane Serumproteine und für das knochenspezifische Protein Osteocalcin ermittelt werden. Die Biokompatibilität der CP-Zemente wird durch *in vitro* Untersuchungen mit der humanen fötalen Osteoblastenzelllinie hFOB 1.19 und mit humanen mesenchymalen Stammzellen (hMSC) überprüft. Ausgehend von den Ergebnissen dieser Untersuchungen sowie den Daten zur Materialcharakterisierung sollten für weitere Experimente die erfolgversprechendsten Zementmodifikationen ausgewählt werden.

Mit diesen „Favoriten" sollte eine detailliertere Analyse der Adsorption von Serumproteinen sowie verschiedener knochenspezifischer Proteine erfolgen. Die Eignung der ausgewählten Zementvarianten als Knochenersatzmaterialien wird durch *in vitro* Untersuchungen mit hMSC zweier verschiedener Spender getestet. Im Rahmen dieser Untersuchungen sollte zudem der Einfluss adsorbierter Serumproteine auf das Adhäsions-, Proliferations- und Differenzierungsverhalten der Zellen überprüft werden.

Die normalerweise für *in vitro* Untersuchungen verwendeten Zementproben sind vollständig abgebunden und ausgehärtet. Bei einer klinischen Anwendung (z. B. Füllen eines Knochendefektes) darf der Zement jedoch als nicht abgebundene Paste vorliegen, um eine Injektion in den Knochendefekt zu ermöglichen. Dieser Zustand sollte deshalb in weiteren Experimenten *in vitro* simuliert und das Verhalten von hMSC auf diesen noch nicht ausgehärteten Zementen analysiert werden.

Ein weiteres Ziel dieser Arbeit lag in der biologischen Charakterisierung neuartiger sterilisier- und lagerbarer *ready-to-use* Zementpasten, die erst während bzw. nach der Applikation im Kontakt mit Körperflüssigkeiten aushärten. Dazu sollten auch hier Untersuchungen zur Proteinadsorption und zur Biokompatibilität durchgeführt werden.

2. Material und Methoden

2.1 Trägermaterialien

Für die im Rahmen dieser Arbeit durchgeführten Untersuchungen wurde ein Calciumphosphatzement der Firma InnoTERE GmbH (Dresden, Deutschland) verwendet, der an den von der Arbeitsgruppe von Prof. F.C.M. Driessens entwickelten „Biozement D" angelehnt ist (*Driessens et al. 1997*). Das Precursorpulver des verwendeten Calciumphosphatzements besteht im Wesentlichen aus 60 Masse-% alpha-Tricalciumphosphat, 24 Masse-% wasserfreiem Calciumhydrogenphosphat, 4 Masse-% gefälltem Hydroxylapatit und 10 Masse-% Calciumcarbonat. Nach Vermischen dieses Precursorpulvers mit einer wässrigen Lösung erfolgt die schrittweise chemische Umsetzung der beteiligten Calciumphosphate zu Hydroxylapatit.

Sowohl der Basiszement als auch die modifizierten Zemente wurden bei der InnoTERE GmbH hergestellt und für die vorliegende Arbeit als Precursorpulver bzw. als fertige Plättchen (Durchmesser 6 bzw. 10 mm, Höhe rund 1 mm) zur Verfügung gestellt. Alle verwendeten Calciumphosphatzemente (Pulver bzw. Plättchen) wurden vor den Versuchen gammasterilisiert (Dosis: 30-35 kGy, Gamma-Service Produktbestrahlung GmbH, Radeberg, Deutschland).

2.1.1 Basiszement (CPC)

Zur Herstellung des Basiszements wurden die Ausgangsstoffe des Precursorpulvers in einer Planetenkugelmühle mit Achatausstattung (PKM P5, Fritsch) trocken vermahlen. Nach Zugabe einer 4%igen wässrigen Dinatriumhydrogenphosphatlösung (Na_2HPO_4) in einem Pulver/Flüssigkeit-Verhältnis von 0,35 erfolgte die gründliche Vermischung von Pulver und Flüssigkeit mit einem Spatel. Die so entstandene Paste wurde anschließend gleichmäßig auf die Vertiefungen einer Zellkulturplatte (96- bzw. 48-well Platte) verteilt und mit einem Teflonstempel zu Plättchen verpresst. Nach Aushärtung der Proben für 100 h in Wasser bei Raumtemperatur wurden sie an der Luft getrocknet.

2.1.2 Modifizierte Zemente

Zur Erzeugung eines Gefüges mit Hydroxylapatitkristallen im Nanometer-Maßstab und zur Modifizierung des Basiszements wurden solche Modifizierungskomponenten ausgewählt, die in ihrer Molekülstruktur funktionelle anionische Gruppen (Phosphat- und Carboxylgruppen) besitzen, da diese wahrscheinlich in wesentliche Mechanismen des Biomineralisationsprozesses wie Hydroxylapatit-Keimbildung und -Wachstum eingreifen und zudem die Bindung biologisch wichtiger Proteine (z. B. Wachstumsfaktoren) beeinflussen können. Ein weiteres Auswahlkriterium war die Eignung dieser Stoffe als Zusatz für medizinische Produkte.

Für die Herstellung der modifizierten Zementproben wurden die jeweiligen Zusätze (Tab. 5) in den angegebenen Konzentrationen als kristalliner Feststoff dem Precursorpulver vor dem Anrühren mit der Abbindelösung (4%ige Na$_2$HPO$_4$-Lösung) zugegeben und sehr gründlich vermischt. Die weitere Probenherstellung erfolgte analog zu der des Basiszements (siehe 2.1.1).

Tab. 5: Darstellung der verwendeten Modifizierungszusätze

Einteilung	Modifizierungszusatz	Hersteller	eingesetzte Menge [mmol/g]	Abkürzung
Gruppe 1 (Vitamin- und Zuckerderivate, org. Säuren, Zusätze zu ZK-Medium)	Cocarboxylase	Fluka	0,05 und 0,1	Coca 0.05/0.1
	D-Glucuronsäure-Natriumsalz Monohydrat	Aldrich	0,1 und 0,16	GS 0.1/0.16
	Weinsäure	Merck	0,1 und 0,16	WS 0.1/0.16
	alpha-Glucose-1-phosphat Natriumsalz	Fluka	0,16	G1P 0.16
Gruppe 2 (Aminosäuren und deren Salze)	L-Arginin	Serva	0,08	Arg
	L-Asparaginsäure (Mononatriumsalz)	Merck	0,08	AspNa
	L-Lysin Hydrochlorid	Aldrich	0,08	Lys

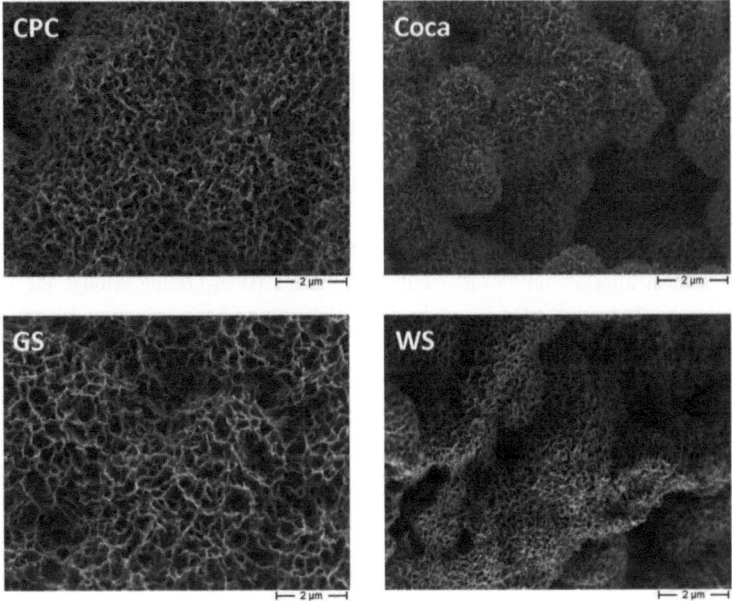

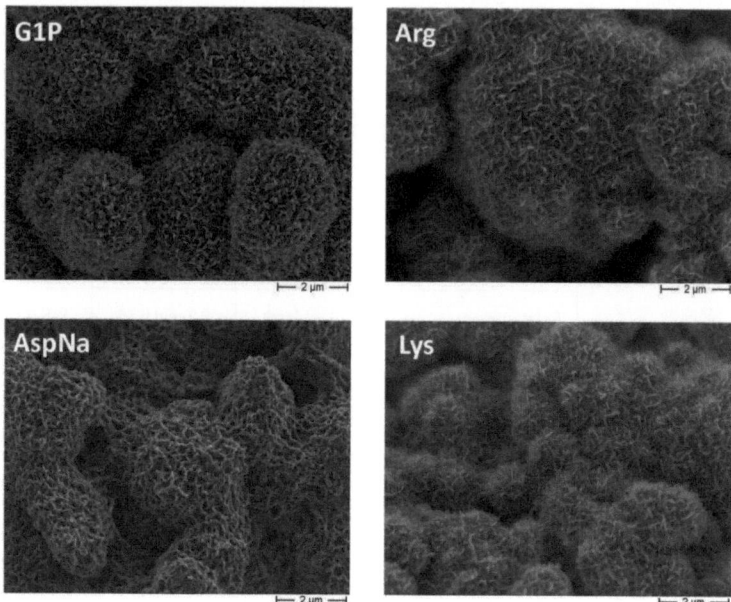

Abb. 6: REM-Aufnahmen von Gefügen der verschieden modifizierten Zemente. Die Untersuchungen wurden von der Firma InnoTERE (InnoTERE GmbH, Dresden) durchgeführt.

2.1.3 Herstellung der frisch abbindenden Zemente

Für die Untersuchungen an nicht abgebundenen und ausgehärteten Zementen wurden die Zementproben unmittelbar vor dem jeweiligen Experiment unter sterilen Bedingungen hergestellt.

Dazu wurde jeweils 1 g des Zementpulvers unter der Sterilarbeitsbank in einem Wägeschälchen abgewogen. Nach Zugabe von 350 µl steriler 4%iger Na_2HPO_4-Lösung erfolgte die gründliche Vermischung von Pulver und Flüssigkeit mithilfe eines Spatels. Die so entstandene Paste wurde gleichmäßig auf die Vertiefungen einer 96- bzw. 48-well Zellkulturplatte verteilt und mit einem Teflonstempel zu Plättchen verpresst. Je nach Versuch wurden die Proben anschließend entweder mit Flüssigkeit inkubiert oder in Gegenwart von Zellkulturmedium mit Zellen besiedelt.

2.1.4 Pastenzemente

Im Rahmen dieser Arbeit wurden drei verschiedene Pastenzemente untersucht: zwei Einpasten- (1-P-CPC) und ein Zweipasten-Calciumphosphatzement (2-P-CPC). Die Zusammensetzung dieser Pastenzemente ist in Tab. 6 dargestellt.

Tab. 6: Zusammensetzung der 1- und 2-Pastenzemente

Zementart	Inhaltsstoffe				
	CPC-Pulver	Öl (Miglyol 812)	Detergenz (Tween-80)	Emulgator	Abbindelösung (Na_2HPO_4)
1-P-CPC	80%	15%	3%	1% Lecithin	1%
	80%	15%	3%	1% Amphisol	1%
2-P-CPC	80%	17%	2%	1% Lecithin	0%

Für die Probenpräparation wurden die Inhaltsstoffe der Pastenzemente gründlich vermischt und die Paste gleichmäßig auf die Vertiefungen einer 48-well Zellkulturplatte aufgeteilt. Nach Verpressen der Paste zu Plättchen mittels Teflonstempel erfolgte die Aushärtung der Zemente für 100 Stunden in Wasser mit anschließender Trocknung an der Luft.

Für die Untersuchungen zu frisch abbindenden Pastenzementen wurde ein steriler 1-P-CPC verwendet, der in pastöser Form in einer handelsüblichen Spritze ohne Kanüle vorlag. Zur Herstellung der Zementplättchen wurde die Zementpaste vorsichtig unter der Sterilwerkbank aus der Spritze herausgedrückt, gleichmäßig auf die Vertiefungen einer Zellkulturplatte (96- bzw. 48-well Platte) aufgeteilt und mithilfe eines Teflonstempels zu Plättchen verpresst. Je nach Versuch wurden die Proben anschließend entweder mit Flüssigkeit inkubiert oder in Gegenwart von Zellkulturmedium mit Zellen besiedelt.

2.2 Zellen

Für die in der vorliegenden Arbeit durchgeführten Biokompatibilitätsuntersuchungen wurden zum einen die humane fötale Osteoblastenzelllinie hFOB 1.19 und zum anderen humane mesenchymale Stammzellen (hMSC) verwendet.

2.2.1 Humane fötale Osteoblasten (hFOB 1.19)

Die hFOB 1.19-Zelllinie wurde von der American Type Culture Collection, ATCC, (LGC Promochem, Wesel; Bestellnummer: CRL-11372) bezogen. Dabei handelt es sich um adhärent wachsende immortalisierte humane fötale Osteoblasten, die mit einem Gen transfiziert wurden, das für eine temperatursensitive Variante des SV40 T-Antigens codiert. Dieses T-Antigen ist bei 34°C aktiv (Förderung der Proliferation) und bei 39,5°C inaktiv (Hemmung der Proliferation, Initiation der Zelldifferenzierung). Die Untersuchungen wurden mit Zellen der fünften bis achten Passage durchgeführt.

2.2.2 Humane mesenchymale Stammzellen (hMSC)

Die in dieser Arbeit verwendeten hMSC wurden aus dem Knochenmark zweier gesunder Spender (Spender 040: 33 Jahre alt, Spender 041: 31 Jahre alt) gewonnen und freundlicherweise von Prof. Bornhäuser (Medizinische Klinik I, Universitätsklinikum „Carl Gustav Carus" der TU Dresden) zur Verfügung gestellt. Für die Untersuchungen wurden hMSC der Passagen 4 bis 6 verwendet.

2.3 Medien, Lösungen und Zubehör für die Zellkultur

Die folgenden Tabellen 7 - 9 zeigen eine Übersicht über die Medien, Lösungen und Gefäße, die im Rahmen dieser Arbeit für die Zellkultur verwendet wurden.

Tab. 7: Zellkulturmedien

Zellen	Proliferationsmedium	Differenzierungsmedium	Einfriermedium
hMSC	alpha-MEM 10% FCS (aktiv) 100 µg/ml Penicillin 100 µg/ml Streptomycin	alpha-MEM 10% FCS (aktiv) 100 µg/ml Penicillin 100 µg/ml Streptomycin osteogene Zusätze: 10 nM Dexamethason 3,5 mM β-Glycerophosphat 10 nM Vitamin D_3	70% alpha-MEM 20% FCS (aktiv) 10% DMSO
hFOB 1.19	DMEM:F12 10% FCS (aktiv) 150 µg/ml G418	DMEM:F12 2% FCS (aktiv) 150 µg/ml G418 osteogene Zusätze: 0,1 µM Dexamethason 3,5 mM β-Glycerophosphat 50 µM L-Ascorbinsäure-2-Phosphat	70% DMEM:F12 20% FCS (inaktiv) 10% DMSO

Tab. 8: Mediumsbestandteile

Bestandteil	Hersteller
alpha-MEM (M0894) 2,2 g/l Natriumcarbonat in Millipore-Wasser (pH 7,2)	Sigma-Aldrich, Taufkirchen
DMEM:F12	Biochrom AG, Berlin
FCS (Charge: 656 FF, 134G)	Biochrom AG, Berlin
Penicillin/Streptomycin	Biochrom AG, Berlin
G418 (Neomycin)	Biochrom AG, Berlin
Dexamethason	Sigma-Aldrich, Taufkirchen
β-Glycerophosphat	Sigma-Aldrich, Taufkirchen
L-Ascorbinsäure-2-phosphat	Sigma-Aldrich, Taufkirchen
Vitamin D_3	Calbiochem, San Diego (USA)
DMSO	Sigma-Aldrich, Taufkirchen

Tab. 9: Lösungen und Puffer

Lösung/Puffer	Zusammensetzung	Hersteller
PBS	8,00 g/l NaCl 0,20 g/l KCl 1,15 g/l Na$_2$HPO$_4$ 0,20 g/l KH$_2$PO$_4$ in Millipore-Wasser (pH 7,4)	Merck, Darmstadt J.T. Baker, Deventer (NL) Roth, Karlsruhe Merck, Darmstadt
Trypsin/EDTA	0,05% Trypsin/0,02% EDTA in Millipore-Wasser	Biochrom AG, Berlin

Für alle zellbiologisch durchgeführten Arbeiten wurden Zellkulturgefäße und -platten der Firmen Nunc (Wiesbaden), TPP (Trasadingen, Schweiz) und Sarstedt (Nümbrecht) verwendet.

2.4 Zellkulturtechniken

2.4.1 Expansion und Passagierung

In Abhängigkeit von der Zellart fand die Expansion im entsprechenden Proliferationsmedium statt (siehe Tab. 7). War die Zellkulturflasche zu ca. 80% bewachsen, erfolgte eine Subkultivierung (Passagierung). Dazu wurde das Medium vorsichtig aus der Zellkulturflasche entfernt und die Zellen anschließend mit PBS gewaschen. Zum Ablösen der adhärenten Zellen vom Flaschenboden wurde eine Trypsin/EDTA-Lösung zugegeben und für 3-5 min im Brutschrank inkubiert. Waren alle Zellen vom Boden abgelöst (Kontrolle mit Mikroskop), wurde die Aktivität der Protease Trypsin durch Zugabe von serumhaltigem Medium gehemmt, um eine Zellzerstörung zu vermeiden. Die entstandene Zellsuspension wurde in ein 50 ml Zentrifugenröhrchen überführt und für 5 min bei 1.500 rpm zentrifugiert (Megafuge 1.0 R, Heraus Instruments). Im Anschluss daran erfolgten die Entfernung des Überstandes und die Resuspension der Zellen in frischem Medium. Abschließend wurden die Zellen gezählt und entweder auf neue Zellkulturflaschen aufgeteilt oder auf die Materialien ausgesät.

Die Expansion der hMSC fand bei 37°C in einem CO$_2$-Inkubator statt. Bei den hFOB 1.19 wurde, bedingt durch deren Transfektion mit einem Gen, das für eine temperatursensitive Variante des SV40 T-Antigens codiert, eine optimale Expansion der Zellen bei 34°C erzielt *(Harris et al. 1995)*. Der Wechsel des Kulturmediums fand alle zwei bis drei Tage statt.

2.4.2 Kryokonservierung und Rekultivierung

Je nach Zellart wurden für die Kryokonservierung unterschiedliche Medien eingesetzt (siehe Tab. 7, Seite 19). Der Ablauf des Einfriervorgangs war jedoch bei allen Zellen gleich. Dazu wurden die Zellen nach dem Passagieren gezählt und nochmals für 5 min bei 1.500 rpm zentrifugiert. Nach Entfernen des Überstandes erfolgte die Resuspension des entstandenen Zellpellets im jeweiligen 4°C kalten Einfriermedium. Danach wurde die Zellsuspension in 1,5 ml Kryoröhrchen überführt (5 - $8·10^5$ Zellen/Kryoröhrchen). Diese wurden dann bei -80°C für mindestens 16 Stunden in einem Kryo-Einfriergerät gelagert, welches eine langsame Abkühlung (1°C/min) der Zellsuspension auf -80°C sicherstellte. Abschließend erfolgte die Überführung der Röhrchen in flüssigen Stickstoff.

Zur Rekultivierung wurden die Zellen im Wasserbad bei 37°C langsam aufgetaut, bis ein beweglicher Eisklumpen entstanden war. Nach sorgfältiger Desinfizierung des Kryoröhrchens mit 70%igem Ethanol wurde der Inhalt in 50 ml kaltem Proliferationsmedium, welches 20% FCS enthielt, aufgenommen. Dabei erfolgte die Zugabe der ersten 10 ml tropfenweise und unter stetigem Schwenken des Röhrchens. Um das bei Raumtemperatur zytotoxisch wirkende DMSO zu entfernen, wurden die Zellen für 5 min bei 1.500 rpm zentrifugiert und der Überstand abgesaugt. Das Zellpellet wurde in frischem Proliferationsmedium resuspendiert und die Zellsuspension auf Kulturflaschen verteilt.

2.4.3 Bestimmung der Zellzahl

Ein kleines Volumen der Zellsuspension wurde mit Trypanblau angefärbt und die Anzahl der nicht gefärbten, lebenden Zellen mithilfe der Neubauer-Zählkammer und einem Lichtmikroskop (Zeiss Axiovert 40 CFL) bestimmt.

2.4.4 Kultivierung der Zell-Zement-Konstrukte und osteogene Induktion

Die Kultivierung der Zell-Zement-Konstrukte wurde unter statischen Bedingungen in 96- und 48-well Zellkulturplatten in einem CO_2-Inkubator durchgeführt. Dabei fand alle zwei bis drei Tage ein Mediumswechsel statt. Die Kultivierungsbedingungen für die hMSC und die hFOB 1.19 in Abhängigkeit von Proliferation oder Differenzierung sind in Tab. 10 dargestellt.

Tab. 10: Kultivierungsbedingungen für hMSC und hFOB 1.19

Zellart	Proliferation	Differenzierung
hMSC	Proliferationsmedium 37°C 5,5% CO_2	Differenzierungsmedium 37°C 5,5% CO_2
hFOB 1.19	Proliferationsmedium 34°C 5,5% CO_2	Differenzierungsmedium 37°C 7% CO_2

Die osteogene Induktion erfolgte bei den hFOB 1.19 am ersten Tag nach der Besiedlung sowohl durch Wechsel der Kultivierungsbedingungen von 34°C und 5,5% CO_2 zu 37°C und 7% CO_2, als auch durch Zugabe von Differenzierungsmedium. Bei den hMSC wurde die osteogene Differenzierung je nach Versuch am zweiten, dritten oder vierten Tag nach Aussaat auf die entsprechenden Zemente durch Wechsel von Proliferations- zu Differenzierungsmedium induziert.

2.5 Analysemethoden

2.5.1 Bestimmung der Proteinadsorption

Die Proteinbestimmung im Serum (human und bovin) erfolgte nach der Methode von Bradford mittels Roti®-Nanoquant. Der Nachweis beruht auf der spezifischen Bindung des Trimethylmethan-Farbstoffes Coomassie Brilliantblau G-250 an Proteine. Bindet der Farbstoff im sauren Milieu an Proteine, so verschiebt sich das Absorptionsmaximum der Farbe von 465 nm ohne Protein zu 595 nm mit Protein. Die Zunahme der Absorption bei 595 nm ist ein Maß für die Proteinkonzentration der Lösung und kann photometrisch ermittelt werden.

Tab. 11: Lösungen und Reagenzien zur Untersuchung der Serumadsorption

Lösung/Reagenz	Zusammensetzung	Hersteller
humanes Serum (HS)	Human Serum off the clot, pooled (0,1 und 1% HS verdünnt in Millipore-Wasser)	PromoCell, Heidelberg
fötales Kälberserum (FCS)	Charge: 656 FF und 134 G (10% FCS in alpha-MEM)	Biochrom, Berlin
Lösung zur Proteinbestimmung	Roti®-Nanoquant	Roth, Karlsruhe

2.5.1.1 Proteinadsorption aus humanem Serum

Die Inkubation der Zementproben mit humanem Serum erfolgte in 96-well Zellkulturplatten. Dazu wurden 300 µl des 0,1%igen bzw. 1%igen humanen Serums auf die Zemente pipettiert und je nach Versuch unterschiedlich lang inkubiert. Die Inkubationsbedingungen für die verschiedenen Experimente sind in Tab. 12 aufgelistet.

Tab. 12: Inkubationsbedingungen zur Untersuchung der Proteinadsorption

Versuch	Inkubationsdauer	Inkubationstemperatur	Probennahme
modifizierte Zemente (siehe 3.1.1.1)	8 Tage	4°C (Kühlschrank)	d1, d4, d6, d8
Zementfavoriten (siehe 3.2.1.1)	14 Tage	4°C (Kühlschrank)	d1, d3, d6, d9, d14
Zementvergleich abgebunden - nicht abgebunden (siehe 3.3.1.1)	15 Tage	37°C (Brutschrank)	d1, d6, d9, d13, d15

| frisch hergestellte Zementfavoriten (siehe 3.3.1.2) | 9 Tage | 37°C (Brutschrank) | d1, d6, d9 |

Zur Probennahme wurden jeweils 10 µl des Überstands als Doppelbestimmung in eine frische 96-well Platte umpipettiert und bis zur Analyse bei -20°C eingefroren. Am Ende des Versuchs wurden die Platten bei Raumtemperatur für ca. 10 min aufgetaut und die Proben mit jeweils 40 µl Millipore-Wasser verdünnt (Gesamtvolumen/well: 50 µl). Nach Zugabe von 200 µl einfach konzentrierter Roti®-Nanoquant-Lösung erfolgte eine fünfminütige Inkubation bei Raumtemperatur. Die Bestimmung der Proteinkonzentration erfolgte photometrisch durch Messung der Absorption bei 590 und 450 nm (SpectraFluorPlus, Tecan) und anschließender Korrelation mit einer BSA-Eichreihe.

Für die Auswertung wurden die hierbei ermittelten Werte auf die von den Zementen gebundene Proteinmenge umgerechnet. Natives 0,1%iges bzw. 1%iges humanes Serum derselben Charge, welches ohne Zement im well inkubiert wurde, diente dabei als Bezugswert (100%-Wert).

2.5.1.2 Proteinadsorption aus Zellkulturmedium

Zur Untersuchung der Proteinadsorption aus Zellkulturmedium wurden die Zemente mit jeweils 250 µl hMSC-Proliferationsmedium über definierte Zeiträume bei 37°C im Brutschrank inkubiert. Zu verschiedenen Zeitpunkten wurden 20 µl Medium pro Probe entnommen, in Reaktionsgefäße überführt und bis zur Analyse bei -20°C eingefroren. Das restliche Medium wurde abgesaugt und durch frisches ersetzt. Am Ende des Versuchs wurden die Proben ca. 10 min bei Raumtemperatur aufgetaut und mit jeweils 580 µl Millipore-Wasser verdünnt (Gesamtvolumen/Reaktionsgefäß: 600 µl). Zur Bestimmung der Proteinkonzentration wurden jeweils 50 µl Probe (Doppelbestimmung) in einer Mikrotiterplatte vorgelegt, mit 200 µl einfach konzentrierter Roti®-Nanoquant-Lösung versetzt und 5 min bei Raumtemperatur inkubiert. Im Anschluss daran erfolgten die Messung der Absorption bei 590 und 450 nm (SpectraFluorPlus, Tecan) und die Korrelation der Proteinkonzentration mit einer BSA-Eichreihe.

Für die Auswertung wurden die ermittelten Werte auf die von den Zementen gebundene Proteinmenge umgerechnet und über den Inkubationszeitraum aufaddiert. Medium, welches ohne Zement im well inkubiert wurde, diente dabei als Bezugswert.

2.5.1.3 Bindungskapazität für knochenspezifische Proteine

Die Bindungskapazitäten der verschiedenen Zemente für die knochenspezifischen Proteine Osteocalcin (OC), BMP-2 und VEGF wurden mithilfe eines Direkt-ELISA ermittelt.
Ein ELISA (Enzyme Linked ImmunoSorbent Assay) ist die Durchführung einer Immunreaktion an einer Festphase. Die Basis jedes ELISA stellen drei chemisch-physikalische Prozesse dar:

- Adsorption von Antikörper oder Antigen an eine Festphase
- spezifische Interaktion von Antigen und Antikörper
- enzymatische Nachweisreaktion

Als Festphase wurde beim hier durchgeführten Direkt-ELISA die Probenoberfläche (Zementoberfläche) verwendet. Nach Adsorption der Proteine (Antigene) an die Probenoberfläche wurden freie Bindungsstellen mit BSA blockiert und das Antigen mit einem spezifischen Antikörper (1. AK) gebunden. Zur Signalverstärkung wurde ein Biotin-gekoppelter Antikörper zugegeben (2. AK), der an Streptavidin bindet. In dieser Arbeit wurde Streptavidin, welches mit dem Enzym Alkalische Phosphatase (ALP) markiert war, verwendet. Durch die von der ALP katalysierte Reaktion wird das farblose p-Nitrophenylphosphat (pNpp) in das gelbe p-Nitrophenolat-Anion (pNp) umgewandelt. Über die Messung der optischen Dichte kann anschließend die Konzentration des Produkts in einem Photometer bestimmt werden. Das Prinzip des in dieser Arbeit angewendeten Direkt-ELISA ist in Abb. 7 dargestellt. Die dabei verwendeten Lösungen, Proteine und Antikörper zeigt Tab. 13.

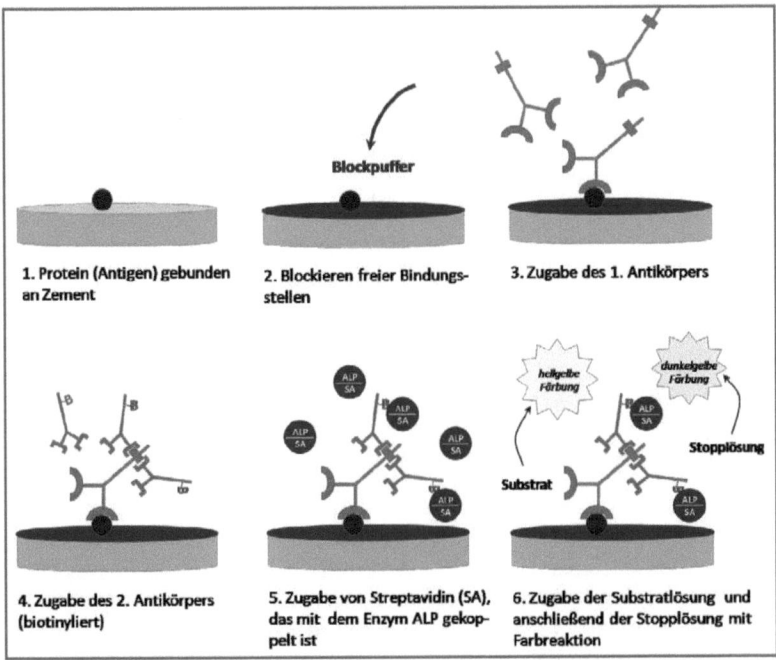

Abb. 7: Prinzip des angewendeten Direkt-ELISA

Tab. 13: Lösungen, Proteine und Antikörper für die Direkt-ELISAs

Lösung/Protein/Antikörper	Zusammensetzung	Hersteller
Blockpuffer	3% BSA 0,5% Tween-20 in PBS	Sigma-Aldrich, Taufkirchen Sigma-Aldrich, Taufkirchen
Lösungspuffer	0,5% BSA 0,5% Tween-20 in PBS	Sigma-Aldrich, Taufkirchen Sigma-Aldrich, Taufkirchen

Waschpuffer	0,5% Tween-20 in PBS	Sigma-Aldrich, Taufkirchen
Substratlösung	20 mM p-Nitrophenylphosphat in ALP-Substratpuffer	Sigma-Aldrich, Taufkirchen
Stopplösung	1 M NaOH	FlukaChemika, Taufkirchen
BMP-2	Recombinant Human Bone Morphogenetic Protein-2 (10 µg/ml gelöst in sterilem Millipore-Wasser)	Biomol, Hamburg
Osteocalcin	Osteocalcin, Bovine Bone (0,1 mg/ml gelöst in sterilem PBS)	Merck, Darmstadt
VEGF	Recombinant Human Vascular Endothelial Growth Factor-165-Sf9 (0,1 mg/ml gelöst in sterilem Millipore-Wasser)	Biomol, Hamburg
MAb to Osteocalcin (hu/bov) (1. AK)	aus Maus gegen humanes/bovines Osteocalcin (9,5 mg/ml)	Biozol, Eching
Biotin-SP-conj. Goat Anti-Mouse IgG (2. AK)	aus Ziege gegen Maus-Antigen (1,2 mg/ml)	Dianova, Hamburg
ALP-conj. Streptavidin (3. AK)	Streptavidin konj. mit Alkalischer Phosphatase (1 mg/ml)	Dianova, Hamburg
anti-hVEGF Goat IgG (1. AK)	aus Ziege gegen humanes VEGF (1 mg/ml)	Sigma-Aldrich, Taufkirchen
Biotin-SP-conj. Rabbit Anti-Goat IgG (2. AK)	aus Kaninchen gegen Ziegen-Antigen (1,1 mg/ml)	Dianova, Hamburg
anti-hBMP-2 Mouse IgG (1. AK)	aus Maus gegen humanes BMP-2 (0,5 mg/ml)	R&D Systems, Minneapolis (USA)

Zur Bestimmung der Bindungskapazität der verschiedenen Zemente für die spezifischen Proteine wurden die Zementproben zunächst mit den für den jeweiligen Versuch definierten Proteinmengen (siehe 3.1.1.2 und 3.2.1) über Nacht bei 4°C (Kühlschrank) inkubiert. Am nächsten Tag wurden die Proben zweimal mit je 250 µl PBS gewaschen und die Zemente in neue wells umgesetzt um die an die Polystyroloberfläche der wells gebundenen Proteine nicht mit zu messen. Die zur Detektion des gebundenen Proteins nötigen Schritte des Direkt-ELISA sind in Tab. 14 dargestellt.

Tab. 14: Arbeitsvorschrift zur Durchführung des Direkt-ELISA

Arbeitsschritt	Reagenzien	Inkubationszeit
Blockieren	250 µl Blockpuffer	1,5 h
Waschen	300 µl Waschpuffer	1 min
Inkubation mit 1. Antikörper	100 µl AK-Lösung	2 h
OC: MAb to Osteocalcin BMP-2: anti-hBMP-2 Mouse IgG VEGF: anti-hVEGF Goat IgG	1:20.000 in Lösungspuffer 1:1.000 in Lösungspuffer 1:1.000 in Lösungspuffer	
Waschen	300 µl Waschpuffer	3x für je 5 min
Inkubation mit 2. Antikörper	100 µl AK-Lösung	1 h
OC: Biotin-SP-conj. Goat Anti-Mouse IgG BMP-2: Biotin-SP-conj. Goat Anti-Mouse IgG VEGF: Biotin-SP-conj. Rabbit Anti-Goat IgG	1:2.500 in Lösungspuffer 1:2.500 in Lösungspuffer 1:2.500 in Lösungspuffer	
Waschen	300 µl Waschpuffer	3x für je 5 min
Inkubation mit ALP-conj. Streptavidin	100 µl AK-Lösung 1:500 in Lösungspuffer	1 h
Waschen	300 µl Waschpuffer	3x für je 5 min
Zugabe der Substratlösung	250 µl Substratlösung	je nach Farbentwicklung
Abstoppen	100 µl Stopplösung	-
Farblösung in neue 96-well Platte überführen	200 µl	-
Messen der Absorption bei 405 nm	-	-

Da es nicht möglich war, eine Eichreihe für das jeweilige Protein auf den Zementen zu erstellen, kann die Menge des gebundenen Proteins nur semiquantitativ angegeben werden. Das Messen der Absorption erfolgte mit dem Gerät SpectraFluorPlus von Tecan.

2.5.2 Fluoreszenzmikroskopische Analyse der Zellen

Im Rahmen dieser Arbeit wurden alle fluoreszenzmikroskopischen Untersuchungen an einem Axioskop 2 FS MOT durchgeführt, wobei die Mehrkanalbilder von einer AxioCam-Farbkamera mit Hilfe der AxioVis-Software (alle: Zeiss, Jena) aufgenommen wurden. Die für die Färbungen benötigten Kits und Reagenzien sind in Tab. 15 aufgelistet.

Tab. 15: Kits und Färbereagenzien für die Mikroskopie

Kit/Farbreagenz	Zusammensetzung	Hersteller
DAPI	1 mg/ml (2,68 mM) in Millipore-Wasser	Sigma-Aldrich, Taufkirchen
Phalloidin/Alexa Fluor 488	Alexa Fluor® 488 Phalloidin in Methanol	Invitrogen, Karlsruhe

Fixierungslösung	3,7% Formaldehyd in PBS	Sigma-Aldrich, Taufkirchen
Permeabilisierungslösung	0,2% Triton-X-100 in PBS	Sigma-Aldrich, Taufkirchen
Blocklösung	1% BSA in PBS	Sigma-Aldrich, Taufkirchen
Live/Dead® Viability/Cytotoxicity Kit	-	Invitrogen, Karlsruhe

2.5.2.1 Anfärbung von Zellbestandteilen

Bei den untersuchten Proben wurden jeweils der Zellkern mittels DAPI und das Aktin-zytoskelett der Zellen mittels Phalloidin/Alexa Fluor 488 angefärbt. Hierzu wurden die Proben zunächst einmal mit PBS gewaschen, für mindestens 10 min mit 3,7% Formaldehyd fixiert und wieder zweimal mit PBS gewaschen. Im Anschluss an eine fünfminütige Permeabilisierung der Zellen mit 0,2% Triton-X-100 erfolgte erneut ein dreimaliges Spülen der Proben mit PBS für jeweils 5 min. Um unspezifische Bindungsstellen abzusättigen, wurden die Proben für 30 min in einer 1%igen BSA-Lösung inkubiert. Es folgte die Anfärbung der Zellbestandteile mit DAPI (1:1000, Absorption bei 358 nm, Emission bei 461 nm) und Phalloidin/Alexa Fluor 488 (1:50, Absorption bei 495 nm, Emission bei 518 nm) in einer 1%igen BSA-Lösung für 1 h im Dunkeln. Nach dreimaligem Waschen mit PBS wurden die Proben bei 4°C lichtgeschützt gelagert bzw. direkt mikroskopisch untersucht.

2.5.2.2 Live/Dead-Färbung (Lebend/Tot-Färbung)

Die Live/Dead-Färbung beruht auf einer Zwei-Farb-Fluoreszenz-Messung, womit eine simultane Darstellung von lebenden und toten Zellen ermöglicht wird. Dabei werden zwei Farbstoffe - Calcein AM und Ethidium Homodimer-1 (EthD-1) verwendet, die bei verschiedenen Wellenlängen emittieren. Calcein AM durchdringt die Zellmembran und wird durch Esterasen im Zytoplasma lebender Zellen in intensiv grün fluoreszierendes Calcein umgewandelt. Ethidium Homodimer-1 kann nur in Zellen mit beschädigter Zellmembran eindringen und dort die DNA anfärben. Im Fluoreszenzmikroskop erscheinen lebende Zellen somit grün und tote Zellen rot. Beide Farbstoffe sind Bestandteil des Live/Dead® Viability/Cytotoxicity Kits (Invitrogen, Karlsruhe). Zur Durchführung der Färbung wurde das alte Zellkulturmedium abgenommen und durch frisches, welches mit 0,6 µl/ml Calcein AM und 1,2 µl/ml EthD-1 angereichert war, ersetzt. Nach 30-minütiger Inkubation bei 37°C im Brutschrank wurde die Färbelösung gegen warmes PBS ausgetauscht. Unmittelbar danach erfolgte die mikroskopische Analyse.

2.5.3 Biochemische Analyse der Zellen

Für die Untersuchung der Adhäsion und Zellproliferation war es nötig, zu unterschiedlichen Kultivierungszeitpunkten die Zellzahl zu bestimmen. Diese wurde indirekt durch Messung der Lactatdehydrogenaseaktivität (LDH-Aktivität) und anschließende Korrelation mit einer Eichreihe ermittelt. Zum Nachweis der osteogenen Differenzierung der hMSC bzw. der hFOB 1.19 wurde die Enzymaktivität der alkalischen Phosphatase (ALP-Aktivität) gemessen und anschließend auf die jeweilige Zellzahl bezogen.

Um sowohl die LDH- als auch die ALP-Aktivität der lebenden adhärenten Zellen messen zu können, mussten die Enzyme aus den Zellen freigesetzt werden. Dazu wurde die Zellmembran zerstört (lysiert). Die Lyse gliederte sich in zwei Schritte. Der erste Schritt bestand im Einfrieren der Proben bei -80°C, wodurch sich Eiskristalle bildeten, die die Zellmembran schädigten. Im zweiten Schritt erfolgte durch Zugabe eines detergenzhaltigen Lysepuffers (1% Triton X-100 in PBS, Sigma Aldrich, Taufkirchen) eine Verstärkung der Lyse. Je nach Größe der Proben wurden 250 bzw. 500 µl Lysepuffer verwendet und die Zellen damit 50 min auf Eis inkubiert. Daran schloss sich die Bestimmung der LDH- bzw. ALP-Aktivität im jeweils gleichen Lysat an.

2.5.3.1 Bestimmung der LDH-Aktivität

Bei der Lactatdehydrogenase handelt es sich um ein Enzym, welches im Zytoplasma lebender Zellen vorkommt. Durch Tod oder nach Lyse der Zellen wird die Zellmembran durchlässig und die LDH gelangt aus der Zelle in den Überstand bzw. ins Lysat, wo sie detektiert werden kann (Abb. 8).

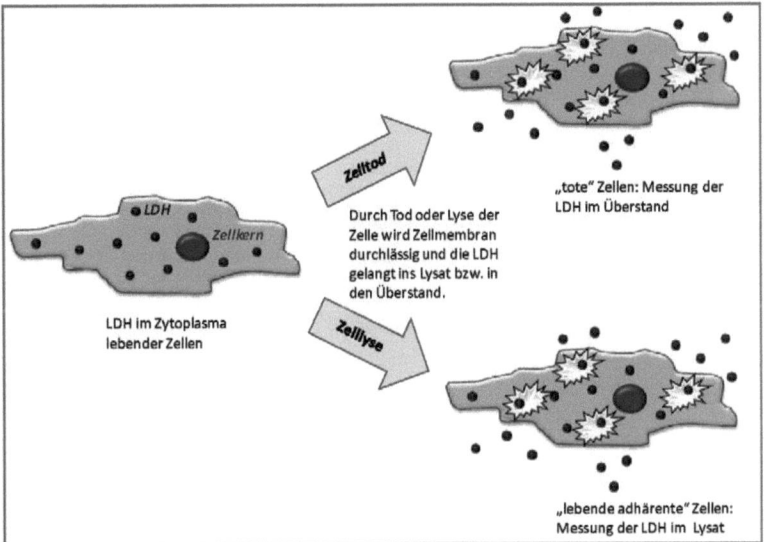

Abb. 8: Freisetzung der LDH nach Zelltod bzw. Zelllyse

Grundlage des LDH-Tests ist der in Abb. 9 dargestellte Prozess. Die LDH katalysiert die Oxidation von Lactat zu Pyruvat, wobei das Koenzym NAD^+ zu $NADH+H^+$ reduziert wird. Im Anschluss daran oxidiert das Enzym Diaphorase $NADH+H^+$ wieder zu NAD^+. Infolge dessen wird das Tetrazoliumsalz INT zum roten Formazan reduziert, dessen Menge proportional zur LDH-Aktivität ist.

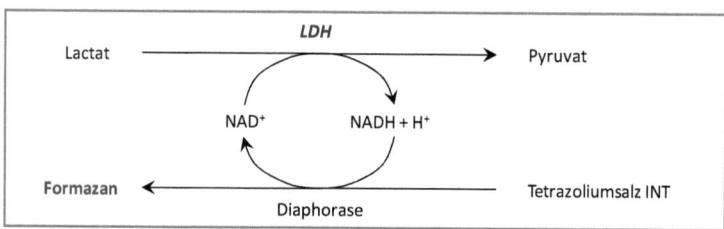

Abb. 9: Prinzip des LDH-Tests

Zur Durchführung des Tests wurden 50 µl des Lysats (Bestimmung der Anzahl lebender adhärenter Zellen) bzw. 50 µl des Überstandes (Bestimmung der Anzahl toter Zellen) in 96-well Platten pipettiert und mit 50 µl Substratlösung eines Kitsystems von Promega (CytoTox 96® Non-Radioactive Cytotoxicity Assay) versetzt. Nach einer lichtgeschützten Inkubation für 30 min bei Raumtemperatur, wurde die Reaktion durch Zugabe von 50 µl 1 M Essigsäure abgestoppt. Die Bestimmung der LDH-Aktivität erfolgte photometrisch durch Messung der Absorption bei 492 nm (SpectraFluorPlus, Tecan). Um die Messungen im linearen Bereich der Eichkurve durchführen zu können, war es nötig, einige Lysate mit Lysepuffer zu verdünnen. Dabei blieb das eingesetzte Volumen von 50 µl jedoch immer konstant.

Zur Kontrolle und statistischen Absicherung erfolgte für jede Probe eine Zweifachbestimmung der LDH-Aktivität. Als Leerwert, der von allen ermittelten Werten abgezogen wurde, wurde das Lysat bzw. der Überstand eines Zements verwendet, der ohne Zellen inkubiert worden war.

2.5.3.2 Bestimmung der ALP-Aktivität

Bei der alkalischen Phosphatase handelt es sich um ein membrangebundenes Enzym, welches in Osteoblasten vorkommt und die Hydrolyse von Phosphorsäureestern katalysiert.
Für den Nachweis der ALP-Aktivität wird das farblose p-Nitrophenylphosphat (pNpp) als Testsubstrat verwendet. Durch Abspaltung des Phosphatrests entsteht das gelbe p-Nitrophenolat-Anion (pNp), welches bei Licht der Wellenlänge 405 nm eine charakteristische Absorption zeigt. Im folgenden Schema ist die Reaktion grafisch dargestellt (Abb. 10).

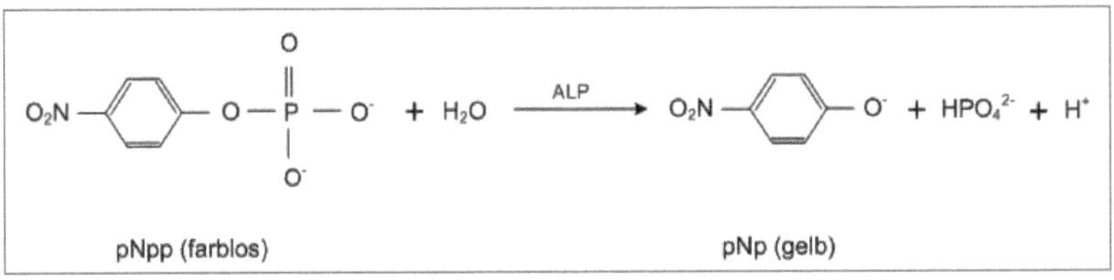

$O_2N-\langle\rangle-O-\overset{O}{\underset{O^-}{\overset{\|}{P}}}-O^- + H_2O \xrightarrow{ALP} O_2N-\langle\rangle-O^- + HPO_4^{2-} + H^+$

pNpp (farblos)   pNp (gelb)

Abb. 10: Reaktionsschema des ALP-Tests

Tab. 16: Lösungen zum Nachweis der ALP-Aktivität

Lösung	Zusammensetzung	Hersteller
ALP-Substratpuffer	0,1 M Diethanolamin 0,1 Vol.% Triton-X-100 1 mM $MgCl_2$ in Millipore-Wasser (pH 9,8)	Sigma-Aldrich, Taufkirchen Sigma-Aldrich, Taufkirchen Sigma-Aldrich, Taufkirchen
ALP-Substratlösung	20 mM p-Nitrophenylphosphat in ALP-Substratpuffer	Sigma-Aldrich, Taufkirchen
ALP-Produktlösung	1 mM p-Nitrophenol in ALP-Substratpuffer	Sigma-Aldrich, Taufkirchen
ALP-Stopplösung	1 M NaOH	FlukaChemika, Taufkirchen

Für den Test wurden zunächst 125 µl ALP-Substratlösung (siehe Tab. 16) in 1,5 ml Reaktionsgefäßen vorgelegt. Nach Zugabe von 25 µl Lysat erfolgte eine 30-minütige Inkubation bei 37°C. Um die Reaktion abzustoppen, wurden 62 µl 1 M Natronlauge zugegeben. Nach guter Vermischung erfolgte die Zentrifugation der Proben bei 13.200 rpm für 10 min. Anschließend wurden 170 µl des Reaktionsansatzes in 96-well Platten pipettiert und die Absorption bei 405 nm gemessen (SpectraFluorPlus, Tecan). Bei der Messung der Versuchsreihen wurde jeweils parallel zu den Proben eine Standardreihe angelegt. Die graduelle Verdünnung der ALP-Produktlösung mit dem ALP-Substratpuffer diente zur Erstellung der Standardreihe. Mit Hilfe der Standardreihe konnte die pNp-Konzentration im Reaktionsansatz ermittelt und so die Aktivität der Alkalischen Phosphatase quantifiziert werden. Um die spezifische ALP-Aktivität zu bestimmen, wurde die Aktivität der Alkalischen Phosphatase (µmol pNp/30 min/Probe) auf die anhand der LDH-Aktivitätsmessung bestimmte Zellzahl bezogen und als µmol pNp/30 min/10^6 Zellen angegeben.

Wie auch beim LDH-Test erfolgte eine Doppelbestimmung der Proben. Das Lysat eines Zements, der ohne Zellen kultiviert worden war, diente als Leerwert, der von den ermittelten Werten abgezogen wurde.

2.5.4 molekularbiologische Analyse der Zellen zum Nachweis der Gentranskription

Mithilfe der RT-PCR ist es möglich, die Aktivität bestimmter Gene auf transkriptioneller Ebene nachzuweisen.
Dazu wird zunächst die RNA der interessierenden Zellen isoliert und gereinigt. Zur Durchführung der PCR muss ein DNA-Templat vorliegen, weshalb die isolierte RNA durch das Enzym Reverse Transkriptase in cDNA umgeschrieben werden muss. Die so entstandene cDNA wird nun mittels PCR amplifiziert. Um zu überprüfen, ob das gewünschte cDNA-Fragment vorhanden ist und amplifiziert wurde, wird anschließend eine Agarosegelelektrophorese durchgeführt.

2.5.4.1 RNA-Isolierung und -Reinigung

Zur Isolierung der RNA aus den Zellen und deren Reinigung wurde der peqGOLD MicroSpin Total RNA Kit und der peqGOLD Dnase I Digest Kit (beides von peqlab Biotechnologie GmbH, Erlangen) verwendet.
Dabei wurden die Zellen zunächst mit 250 µl RNA-Lysepuffer für 5 min auf dem Schüttler lysiert. Nach Zugabe von 250 µl 70%igem Ethanol (Roth, Karlsruhe) erfolgte die Homogenisierung und Überführung des Gemisches auf eine HiBind MicroSpin RNA Säule. Bei diesem Verfahren bindet die in dem Zelllysat enthaltene RNA an eine aus Silikatgel bestehende Membran. Durch mehrmaliges Waschen der Säule mit speziell optimierten Puffern und einem DNase-Verdau mittels DNase I wurde die membrangebundene RNA von Verunreinigungen sowie etwaigen DNA-Kontaminationen befreit und abschließend durch erneutes Zentrifugieren getrocknet. Die Elution der RNA erfolgte nach Zugabe von 15 µl RNase-freiem Wasser durch Zentrifugation bei maximaler Geschwindigkeit für 1 min. Zur Lagerung wurde die isolierte RNA bei -80°C aufbewahrt.

Zur Bestimmung der Konzentration und Reinheit der RNA wurde mithilfe des UV-Vis Spektrophotometers Cary 50 (Varian GmbH, Darmstadt) die Extinktion des Eluats bei einer Wellenlänge von 260 nm, 280 nm und 320 nm bestimmt. Unter der Annahme, dass die OD einer RNA-Lösung mit einer Konzentration von 40 µg/ml einen Wert von 1 ergibt, lässt sich die Konzentration der RNA im Eluat nach folgender Formel berechnen *(Mülhardt 2003)*:

$$c\ (\mu g/ml) = (OD_{260} - OD_{320}) \cdot 40 \cdot VF$$

c: RNA-Konzentration im Eluat
$OD_{260/320}$: Extinktion bei 260/320 nm
VF: Verdünnungsfaktor

Da Aminosäuren/Proteine bei 280 nm ein Absorptionsmaximum aufweisen, wurde die Reinheit der RNA anhand des Quotienten $(OD_{260} - OD_{320}) / (OD_{280} - OD_{320})$ ermittelt. Bei einem Quotienten zwischen 1,8 und 2,0 gilt die Probe als rein. Kleinere Werte weisen auf die Anwesenheit von Aminosäuren/Proteinen hin, Werte über 2,0 zeigen Salz- oder Nukleotidverunreinigungen aufgrund fortschreitender RNA-Degradierung durch RNasen an.

2.5.4.2 c-DNA Synthese

Für die Synthese der cDNA (Reverse Transkriptase) wurde die SuperScript™ II Reverse Transcriptase (Invitrogen, Karlsruhe) verwendet, wobei RNA mit einer Konzentration von 300 ng/7,5 µl eingesetzt wurde.
In einem ersten Schritt wurde in autoklavierten 1,5 ml Reaktionsgefäßen auf Eis eine RNA/Primer-Mischung angesetzt, 5 min bei 65°C inkubiert und anschließend mindestens 1 min auf Eis gelagert. Nach Herstellung eines Master-Mixes wurde dieser zur RNA/Primer-Mischung gegeben, 2 min bei Raumtemperatur inkubiert und der gesamte Ansatz schließlich in autoklavierte 0,2 ml PCR-tubes umpipettiert. Die Synthese der cDNA erfolgte nach Zugabe von 0,5 µl SuperScript II durch Inkubation für 50 min bei 42°C und anschließend für 15 min bei 70°C in einem Thermocycler. Bis zur weiteren Verwendung wurde die cDNA bei -20°C gelagert.

RNA/Primer-Mischung:
- 7,5 µl RNA
- 3 µl Random Hexamere (ges. 250 ng)
- 1 µl dNTP's

Master-Mix:
- 4 µl 5x First-strand-buffer
- 0,5 µl $MgCl_2$ (200 mM)
- 2 µl DTT
- 1 µl RNase OUT

Tab. 17: Reagenzien für die cDNA-Synthese

Reagenz	Hersteller
Random Hexamere	MWG Biotech AG, Ebersberg
dNTP's (10 µmol)	peqlab Biotechnologie GmbH, Erlangen
$MgCl_2$ (200 mM)	Sigma-Aldrich, Taufkirchen
RNase OUT (40 U/µl)	Invitrogen, Karlsruhe

2.5.4.3 Amplifikation spezifischer Sequenzen mittels PCR

Die synthetisierte cDNA dient in der PCR als Templat, um spezifische Sequenzen aus dieser zu amplifizieren.
Für die in dieser Arbeit durchgeführten PCRs wurde eine peqgold Hot Taq DNA Polymerase von peqlab Biotechnologie GmbH, Erlangen verwendet. Die eingesetzten Primer wurden von der MWG Biotech AG, Ebersberg hergestellt (Tab. 18).

Tab. 18: Verwendete Primer

Gen	Primer	Basensequenz	T_m in °C
GAPDH	hGAPDHfor	5´ - GGT GAA GGT CGG AGT CAA CGG - 3´	63,7
	hGAPDHrev	5´ - GGT CAT GAG TCC TTC CAC GAT - 3´	59,8
ALP	hALP2for	5´ - ACC ATT CCC ACG TCT TCA CAT TTG - 3´	61,0
	hALP2rev	5´ - ATT CTC TCG TTC ACC GCC CAC - 3´	61,8
BSPII	hBSPIIfor	5´ - AAT GAA AAC GAA GAA AGC GAA G - 3´	54,7
	hBSPIIrev	5´ - ATC ATA GCC ATC GTA GCC TTG T - 3´	58,4

Zur Durchführung der PCR wurde zunächst ein PCR-Reaktionsmix angesetzt (Tab. 19). Danach wurden jeweils 2 µl der cDNA in 0,2 ml PCR-tubes vorgelegt und mit jeweils 18 µl des Reaktionsmixes versetzt.

Tab. 19: Zusammensetzung des PCR-Reaktionsmixes

Schritt	Reagenz	Menge/Ansatz
1.	steriles Millipore-Wasser	13,8 µl
2.	10x PCR-Puffer Y (high yield)	2 µl
3.	25 mM MgCl$_2$	1,2 µl
4.	10 mM dNTP-Mix (je 0,2 mM)	0,4 µl
5.	forward primer (1 µM)	0,2 µl
6.	reverse primer (1 µM)	0,2 µl
7.	Polymerase (5 U/µl)	0,2 µl

Die anschließende PCR erfolgte in einem Thermocycler (peqlab Biotechnologie GmbH, Erlangen) unter den folgenden Bedingungen.

Denaturieren	95°C	4 min

Denaturieren	95°C	45 s	
Annealing	55°C	45 s	30 Zyklen
Elongation	72°C	1 min	

finale Elongation	72°C	7 min

2.5.4.4 Gelanalyse

Zur Visualisierung der amplifizierten cDNA-Fragmente wurde eine Agarosegelelektrophorese mit dem FlashGel™ System (Lonza Verviers, Liege, Belgien) durchgeführt.
Dazu wurden jeweils 4 µl der PCR-Produkte mit 1 µl Loading Dye vermischt und in die Taschen einer 2,2%igen DNA-Agarosegel-Kassette aufgetragen. Als Marker diente eine 100 bp DNA-ladder. Nach Anlegen einer Spannung von 275 V für 3 min wurden die Banden mithilfe des Dark Reader® Transilluminators sichtbar gemacht und anschließend fotografiert.

3. Ergebnisse

Ziel dieser Arbeit war die biologische Charakterisierung neuartiger nanostrukturierter und für die Knochenregeneration geeigneter Calciumphosphatzemente. In einem ersten Schritt wurden dabei die Proteinadsorption und die Biokompatibilität der verschieden modifizierten Calciumphosphatzemente (siehe 2.1.2) untersucht. Zur Charakterisierung der Proteinbindungskapazität der Zementmodifikationen wurde humanes Serum und das knochenspezifische Protein Osteocalcin verwendet. Die Biokompatibilität der Zemente wurde mithilfe der humanen fötalen Osteoblastenzelllinie hFOB 1.19 und mithilfe von humanen mesenchymalen Stammzellen (hMSC) überprüft. Im Mittelpunkt der Untersuchungen standen dabei das Adhäsions- sowie das Proliferations- und osteogene Differenzierungsverhalten der Zellen. Ausgehend von den Ergebnissen dieser Untersuchungen wurden für die weiteren Experimente die erfolgversprechendsten Zementmodifikationen ausgewählt. Dabei spielten für die Auswahl auch die Daten der Materialcharakterisierung eine wichtige Rolle.

Mit diesen „Favoriten" erfolgte eine detailliertere Analyse der Adsorption humaner Serumproteine sowie verschiedener knochenspezifischer Proteine. Die Eignung der ausgewählten Zementvarianten als Knochenersatzmaterialien wurde mithilfe humaner mesenchymaler Stammzellen zweier verschiedener Spender getestet. Im Rahmen dieser Untersuchungen wurde zudem der Einfluss adsorbierter Serumproteine auf das Adhäsions-, Proliferations- und Differenzierungsverhalten der hMSC überprüft.

Für die bisher erläuterten Versuche kamen Zementproben zum Einsatz, die vollständig abgebunden und ausgehärtet waren. Bei einer klinischen Anwendung (z. B. Füllen eines Knochendefektes) muss der Zement jedoch als nicht abgebundene Paste vorliegen, um eine Injektion in den Knochendefekt zu ermöglichen. Dieser Zustand wurde deshalb in weiteren Experimenten *in vitro* simuliert und das Verhalten von hMSC auf diesen noch nicht ausgehärteten Zementen analysiert.

Bei den bisher kommerziell verfügbaren Knochenzementen handelt es sich um Pulver/Flüssigkeitszemente, deren Komponenten (Zementpulver und Anmischlösung) vom Anwender erst zu einer Paste vermischt werden müssen, um sie applizieren zu können. Eine Möglichkeit, diesen Schritt zu umgehen, ist der Einsatz von sterilisier- und lagerbaren *ready-to-use* Zementpasten, die erst während bzw. nach der Applikation im Kontakt mit Körperflüssigkeiten aushärten. Die Ergebnisse der Untersuchungen zu Proteinadsorption und Biokompatibilität dieser Zementpasten werden im letzten Kapitel des Ergebnis Teiles vorgestellt.

3.1 Experimentelle Untersuchungen zu den verschieden modifizierten Zementen

3.1.1 Proteinadsorption

3.1.1.1 Humane Serumproteine

Um die Proteinbindungskapazität der verschieden modifizierten Zemente zu untersuchen, wurden die Proben mit 0,1%igem humanem Serum über einen Zeitraum von bis zu 8 Tagen wie unter 2.5.1.1 beschrieben inkubiert. Abb. 11 zeigt die von den Zementen aus dem humanen Serum adsorbierte Proteinmenge. Für fast alle Zementmodifikationen konnte während der Inkubationszeit ein deutlicher Anstieg der adsorbierten Serumproteine nachgewiesen werden. Im Vergleich zum unmodifizierten Basiszement (CPC) adsorbierten die mit Glucuronsäure (GS) modifizierten Zemente nach 4, 6 und 8 Tagen, die mit Cocarboxylase (Coca) modifizierten Zemente nach 6 und 8 Tagen und die mit Weinsäure (WS) modifizierten Zemente nach 8 Tagen Inkubation eine signifikant höhere Proteinmenge (Abb. 11A). Demgegenüber führte der Zusatz von Glucose-1-phosphat jedoch zu einer Abnahme der Bindungskapazität. Die Funktionalisierung des Basiszements mit Arginin (Arg) führte lediglich zu einem geringen Anstieg der adsorbierten Proteinmenge (Abb. 11B). Für die mit Asparaginsäure-Natriumsalz (AspNa) und Lysin (Lys) modifizierten Zemente war die Menge der adsorbierten Serumproteine vergleichbar mit der des unmodifizierten Basiszements.

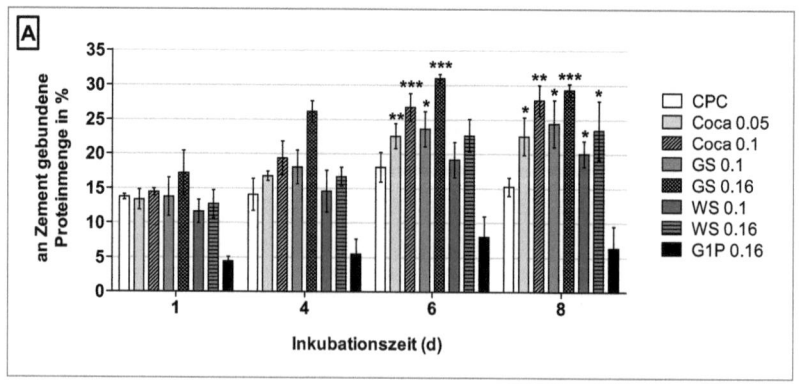

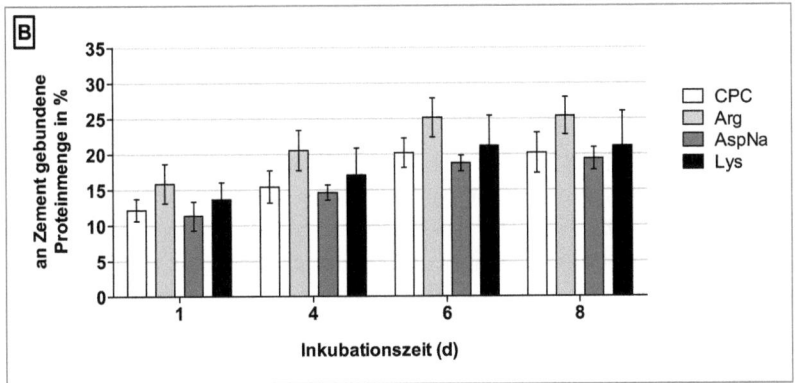

Abb. 11: Adsorption humaner Serumproteine an modifizierten Zementen der Gruppe 1 (A) und der Gruppe 2 (B) im Vergleich zum unmodifizierten CPC. n = 3, Mittelwert +/- Standardabweichung (Stabw; CPC ↔ Coca/GS/WS jeweils für d6 und d8: * $p < 0,05$, ** $p < 0,01$, *** $p < 0,001$)

3.1.1.2 Osteocalcin

Zur Untersuchung der spezifischen Proteinbindungskapazität für das knochenspezifische Protein Osteocalcin wurden Proben des unmodifizierten CPC über Nacht zunächst mit verschiedenen Mengen des kommerziell erhältlichen bovinen Biomoleküls inkubiert. Anschließend wurden die Proben mit PBS gewaschen und die Menge des am Zement gebundenen Osteocalcins mithilfe eines Direkt-ELISAs ermittelt (Abb. 12).

Während bis zu einer Osteocalcinmenge von 20 ng eine Zunahme der Proteinadsorption festgestellt werden konnte, zeigten sich im Bereich von 20 ng bis 1000 ng nur geringe Unterschiede bzgl. der Proteinbindung. Eine Ausnahme bildeten hierbei die Zementproben, die mit 200 ng Osteocalcin inkubiert wurden. Diese wiesen gegenüber den anderen Proben eine leicht erhöhte Osteocalcinadsorption auf.

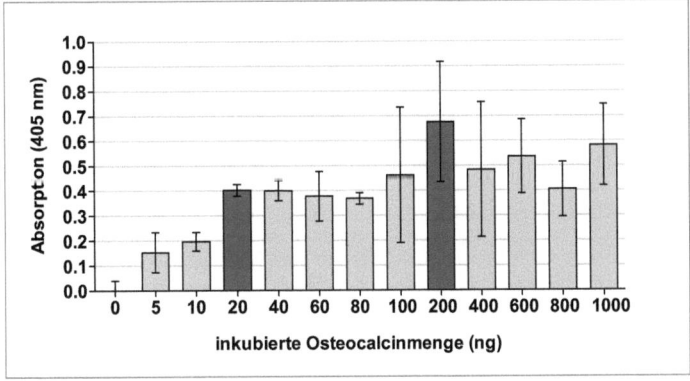

Abb. 12: Adsorption von bovinem Osteocalcin am unmodifizierten Basiszement. n = 3, Mittelwert +/- Stabw

Um zu untersuchen, welchen Einfluss der Zusatz eines Biomoleküls zum Basiszement auf die Adsorption von Osteocalcin hat, wurden die verschiedenen Zementmodifikationen mit 20 ng und 200 ng Osteocalcin über Nacht inkubiert, mit PBS gewaschen und die gebundene Proteinmenge mittels Direkt-ELISA bestimmt (Abb. 13).

Für die modifizierten Zemente der Gruppe 1, die mit 20 ng Osteocalcin inkubiert wurden (Abb. 13A), konnte im Vergleich zum unmodifizierten CPC keine Steigerung der Osteocalcinadsorption festgestellt werden. Der Zusatz von 0,1 mmol/g Cocarboxylase führte sogar zu einer signifikant geringeren Proteinadsorption. Bei Inkubation dieser Zementmodifikationen mit 200 ng Osteocalcin (Abb. 13B) schienen die mit Cocarboxylase (0,05 mmol/g und 0,1 mmol/g) und Glucuronsäure (0,1 mmol/g) funktionalisierten Zemente, verglichen mit dem Basiszement, eine leicht höhere Bindungskapazität für Osteocalcin zu besitzen. Während innerhalb der Zemente der Gruppe 2 und nach Inkubation mit 20 ng des Proteins der mit Asparaginsäure-Natriumsalz modifizierte CPC vergleichbar mit dem unmodifizierten Basiszement war, führte der Zusatz von Arginin und Lysin zu einer signifikant geringeren Proteinbindung (Abb. 13C). Alle Zementmodifikationen der Gruppe 2 adsorbierten zudem bei Inkubation mit 200 ng des Proteins deutlich weniger Osteocalcin als der unmodifizierte CPC (Abb. 13D).

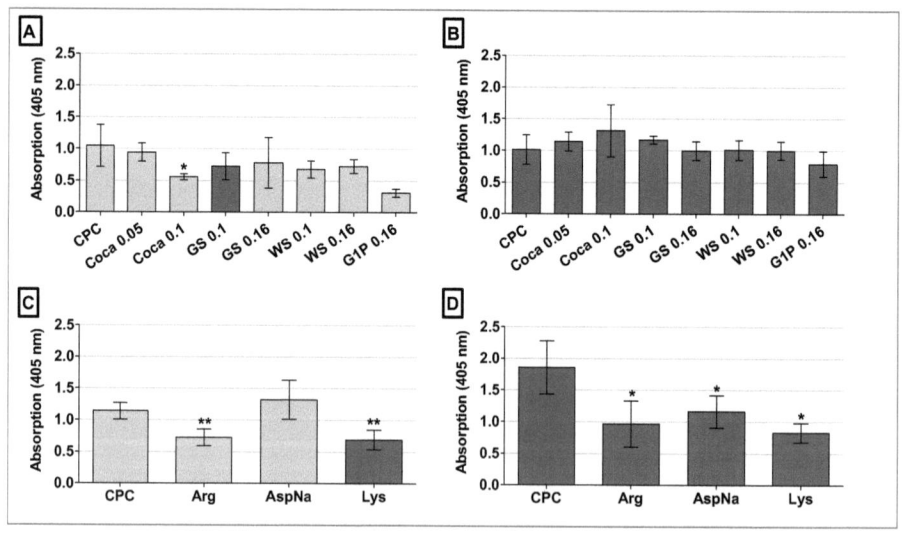

Abb. 13: Adsorption von Osteocalcin an modifizierten Zementen der Gruppe 1 (A, B) und der Gruppe 2 (C, D) im Vergleich zum unmodifizierten CPC bei Inkubation der Zementproben mit 20 ng (A, C) oder 200 ng bovinem Osteocalcin (B, D). n = 3, Mittelwert +/- Stabw (CPC ↔ CPC-Modifikation: * p < 0,05, ** p < 0,01)

3.1.2 Biokompatibilitätsuntersuchungen

Für die Biokompatibilitätsuntersuchungen wurden die verschiedenen Zementvarianten zum einen mit einer humanen fötalen Osteoblastenzelllinie (hFOB 1.19) und zum anderen mit humanen mesenchymalen Stammzellen (hMSC) besiedelt und über definierte Zeiträume hinweg kultiviert. Gegenstand der Untersuchungen waren dabei das Adhäsions-, Proliferations- und Differenzierungsverhalten der Zellen. Die Untersuchungen wurden dabei jeweils als Dreifachbestimmung durchgeführt.

Da für die Herstellung der Zemente der Gruppen 1 und 2 Basiszemente unterschiedlicher Chargen verwendet wurden, können Unterschiede zwischen den beiden Basiszementen nicht ausgeschlossen werden.

3.1.2.1 Zelladhäsion

Zur Untersuchung des Adhäsionsverhaltens wurden die Zementproben mit hFOB 1.19 bzw. hMSC (jeweils $2 \cdot 10^4$ Zellen pro Probe) besiedelt und anschließend jeweils für 0,5 h, 1 h und 24 h kultiviert. Die Anzahl der zu den jeweiligen Zeitpunkten adhärenten Zellen wurde durch Messung der LDH-Aktivität nach Lyse der Zellen ermittelt.

Adhäsion von hFOB 1.19

Nach Besiedlung der Zementproben mit hFOB 1.19 (Abb. 14) konnte während der Inkubationszeit bei allen Proben eine Zunahme der adhärenten Zellen beobachtet werden. Im Vergleich zum unmodifizierten Basiszement (CPC) führte der Zusatz aller Modifizierungskomponenten der Gruppe 1 (Coca, GS, WS, G1P) in Abhängigkeit von ihrer Konzentration zu einer höheren bzw. deutlich höheren Anzahl adhärenter Zellen (Abb. 14A). Im Gegensatz dazu war die Zellzahl auf den mit Aminosäuren modifizierten Zementen zu allen Zeitpunkten vergleichbar mit jener auf dem unmodifizierten CPC (Abb. 14B). Lediglich 0,5 h nach der Besiedlung konnte auf den mit Arginin, Asparaginsäure-Natriumsalz und Lysin funktionalisierten Zementen eine leicht höhere Zellzahl nachgewiesen werden.

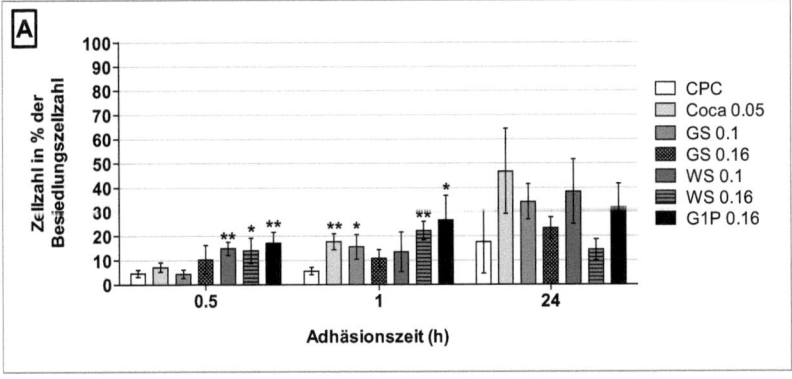

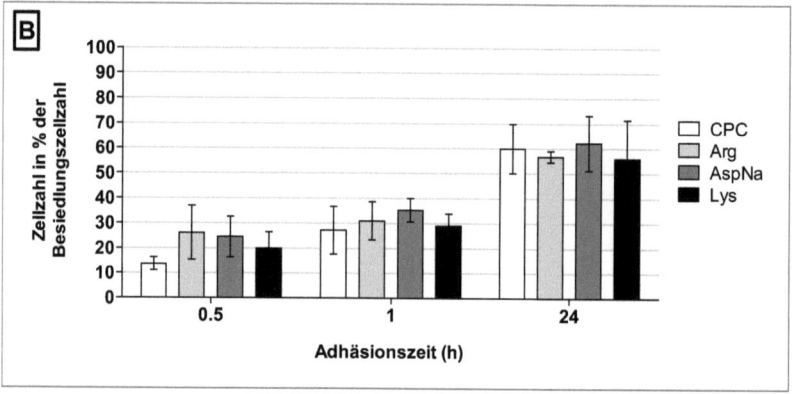

Abb. 14: Adhäsion von hFOB 1.19 auf den modifizierten Zementen der Gruppe 1 (A) und der Gruppe 2 (B) im Vergleich zum unmodifizierten CPC. n = 3, Mittelwert +/- Stabw (CPC ↔ CPC-Modifikation zum jeweiligen Zeitpunkt: * p < 0,05, ** p < 0,01)

Adhäsion von hMSC

Bei Besiedlung der Zementmodifikationen mit hMSC (Abb. 15) konnte ebenfalls bei allen Proben ein stetiger Anstieg der Zahl der adhärenten Zellen während der Inkubationszeit beobachtet werden. 0,5 h, 1 h und 24 h nach der Besiedlung war die Anzahl der auf der Zementoberfläche anhaftenden Zellen auf den mit Cocarboxylase modifizierten Zementen im Vergleich zum zusatzfreien Basiszement höher (Abb. 15A). Im Gegensatz dazu konnte zu den gleichen Zeitpunkten auf den anderen Modifikationen keine höhere Zellzahl nachgewiesen werden.

Innerhalb der Zemente der Gruppe 2 waren die Zellzahlen nach 0,5 h und 1 h auf allen modifizierten Zementen höher als auf dem Basiszement (signifikant für Arg und Lys; Abb. 15B). Nach 24 h konnte auf den CPC-Modifikationen mit Arginin eine höhere und auf den CPC-Modifikationen mit Asparaginsäure-Natriumsalz eine signifikant höhere Zellzahl im Vergleich zum unmodifizierten Basiszement nachgewiesen werden.

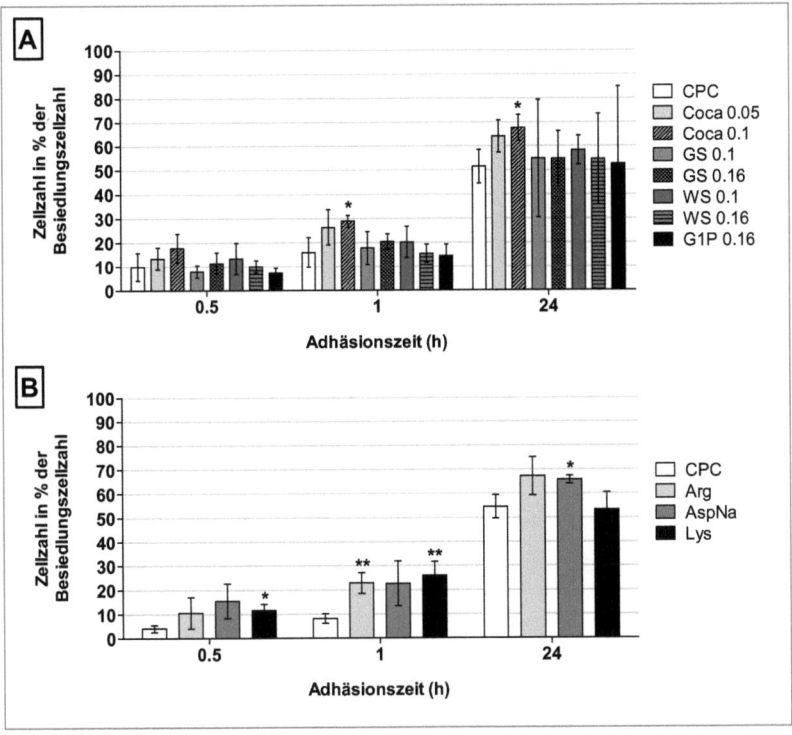

Abb. 15: Adhäsion von hMSC auf den modifizierten Zementen der Gruppe 1 (A) und der Gruppe 2 (B) im Vergleich zum unmodifizierten CPC. n = 3, Mittelwert +/- Stabw (CPC ↔ CPC-Modifikation zum jeweiligen Zeitpunkt: * $p < 0,05$, ** $p < 0,01$)

3.1.2.2 Zellproliferation und -differenzierung

Zur Untersuchung des Proliferations- bzw. Differenzierungsverhaltens wurden die hFOB 1.19 mit einer Zelldichte von $3 \cdot 10^4$ Zellen pro Probe bzw. die hMSC mit einer Zelldichte von $1 \cdot 10^4$ Zellen pro Probe auf die verschiedenen Zementvarianten ausgesät und bis zu 28 Tage bei 37°C kultiviert. Die osteogene Induktion erfolgte bei den hFOB 1.19 am ersten Tag nach der Besiedlung durch Erhöhung der Kultivierungstemperatur von 34°C auf 37°C und durch Zugabe von Differenzierungsmedium, bei den hMSC am zweiten Tag nach der Besiedlung ebenfalls durch Zugabe von Differenzierungsmedium.

Zur Bestimmung der Zellzahl wurde nach Lyse der Zellen die LDH-Aktivität ermittelt. Um die osteogene Differenzierung zu charakterisieren wurde die spezifische Aktivität der alkalischen Phosphatase (ALP) quantifiziert.

Proliferation der hFOB 1.19

Nach Besiedlung der Zemente mit hFOB 1.19 konnte während des gesamten Kultivierungszeitraums auf allen Proben eine Zunahme der Zellzahl beobachtet werden (Abb. 16). Innerhalb der Gruppe 1 (Abb. 16A) stieg die Zellzahl bis zum Tag 28 auf das 4 - 10-fache der Ausgangszellzahl an. Die größte Zellzahlzunahme (10-fach) fand sich dabei auf den mit Weinsäure (0,1 mmol/g) modifizierten Zementen. Als förderlich für das Wachstum von hFOB 1.19 erwiesen sich zudem die Modifizierungskomponenten Cocarboxylase und Glucuronsäure. Bei den Zementen der Gruppe 2 (Abb. 16B) konnte nach 28 Tagen das 10 - 17-fache der Ausgangszellzahl nachgewiesen werden. Generell führte der Zusatz von Aminosäuren zum Basiszement jedoch zu keiner höheren Proliferation der Zellen.

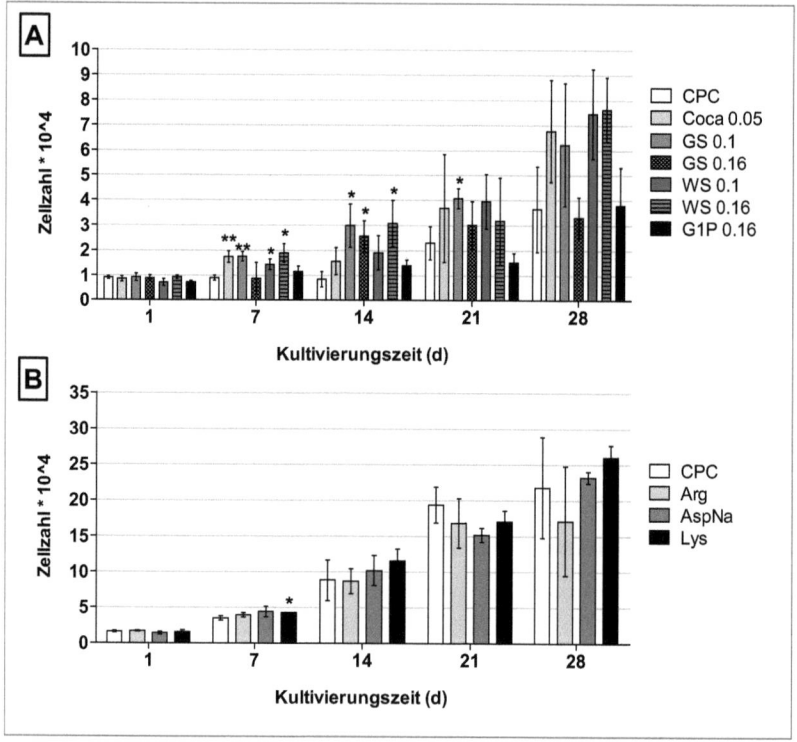

Abb. 16: Proliferation von hFOB 1.19 auf den Zementen der Gruppe 1 (A) und der Gruppe 2 (B) im Vergleich zum unmodifizierten CPC. n = 3, Mittelwert +/- Stabw (CPC ↔ CPC-Modifikation zum jeweiligen Zeitpunkt: * $p < 0,05$, ** $p < 0,01$)

Proliferation der hMSC

Bei Besiedlung der Zemente mit hMSC konnte für alle Zementvarianten während der Kultivierungsperiode eine Zunahme sowohl der osteogen induzierten (OS+) als auch der nicht induzierten

(OS-) Zellen beobachtet werden. Dabei waren die Proliferationsraten der nicht induzierten Zellen leicht höher im Vergleich zu denen der osteogen induzierten Zellen (Abb. 17).

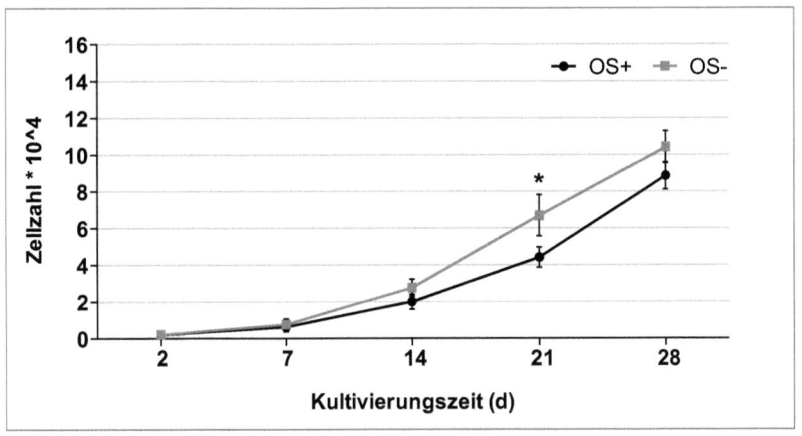

Abb. 17: Proliferation der osteogen induzierten (OS+) und der nicht induzierten (OS-) hMSC auf dem unmodifizierten CPC über 28 Tage. n = 3, Mittelwert +/- Stabw (OS+ ↔ OS-: * p < 0,05)

Abb. 18A zeigt die Zahl der auf den Zementen der Gruppe 1 nach 28 Tagen Kultivierung gewachsenen Zellen. Die Zellzahlen auf den modifizierten Zementen waren dabei sowohl für osteogen induzierte als auch nicht induzierte hMSC vergleichbar mit denen auf dem unmodifizierten Basiszement. Eine Ausnahme bildete hier jedoch die Modifikation mit 0,05 mmol/g Cocarboxylase und Glucose-1-Phosphat. Die Funktionalisierung des Basiszements mit diesen beiden Biomolekülen führte zu einer leicht (Cocarboxylase) oder sogar signifikant (Glucose-1-Phosphat) höheren Zellzahl nach 28 Tagen Kultivierung (Abb. 18A).
Innerhalb der Gruppe 2 (Abb. 18B) wurde die höchste Zellzahl bei den osteogen induzierten hMSC am Tag 28 auf den mit Asparaginsäure-Natriumsalz modifizierten Zementen nachgewiesen. Die Zellzahlen der osteogen induzierten und nicht induzierten hMSC auf den anderen Modifikationen waren vergleichbar mit denen auf dem unmodifizierten Basiszement.

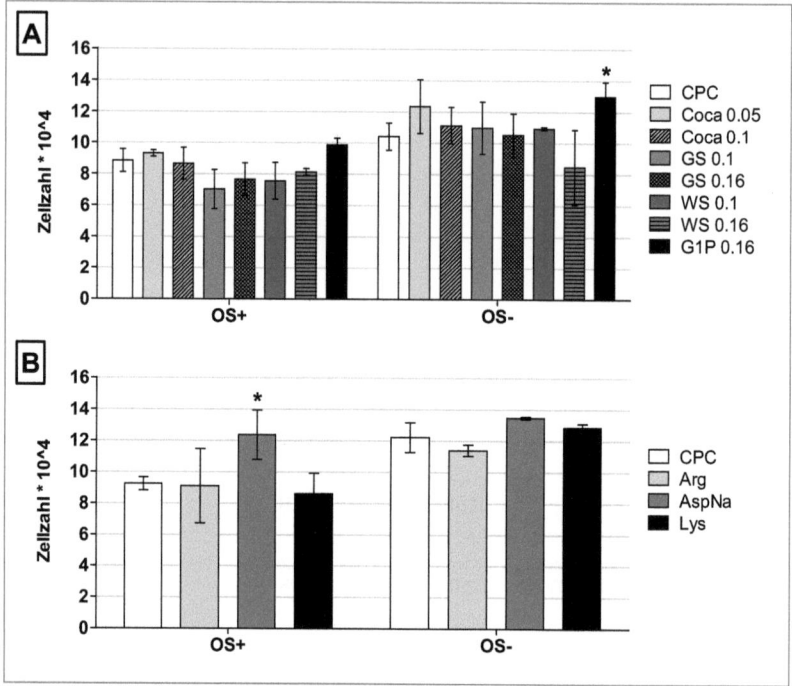

Abb. 18: Zellzahlen der osteogen induzierten (OS+) und der nicht induzierten (OS-) hMSC auf den Zementen der Gruppe 1 (A) und der Gruppe 2 (B) im Vergleich zum unmodifizierten CPC, jeweils nach einer Kultivierungsdauer von 28 Tagen. n = 3, Mittelwert +/- Stabw (CPC ↔ CPC-Modifikation: * p < 0,05)

Osteogene Differenzierung der hFOB 1.19

Abb. 19 zeigt die spezifische ALP-Aktivität der hFOB 1.19 zu verschiedenen Zeitpunkten während einer Kultivierungsdauer von 28 Tagen. Dabei konnte für alle untersuchten Zementvarianten sieben Tage nach der Besiedlung ein Maximum der spezifischen ALP-Aktivität festgestellt werden. Im Vergleich zum unmodifizierten Basiszement förderten innerhalb der Zemente der Gruppe 1 (Abb. 19A) Weinsäure (0,1 mmol/g - d1 und 0,16 mmol/g - d7), Glucuronsäure (0,16 mmol/g - d7) und Glucose-1-Phosphat (d1, d21 und d28) die osteogene Differenzierung der Zellen in einem höheren Maß. Bei den Zementen der Gruppe 2 (Abb. 19B) konnte am Tag 1 der Kultivierung auf den mit Asparaginsäure-Natriumsalz und auf den mit Lysin modifizierten Zementen eine z. T. signifikant höhere spezifische ALP-Aktivität nachgewiesen werden. Nach 28 Tagen Kultivierung führte der Zusatz von Arginin zu einer gegenüber dem unmodifizierten Basiszement leicht erhöhten spezifischen ALP-Aktivität.

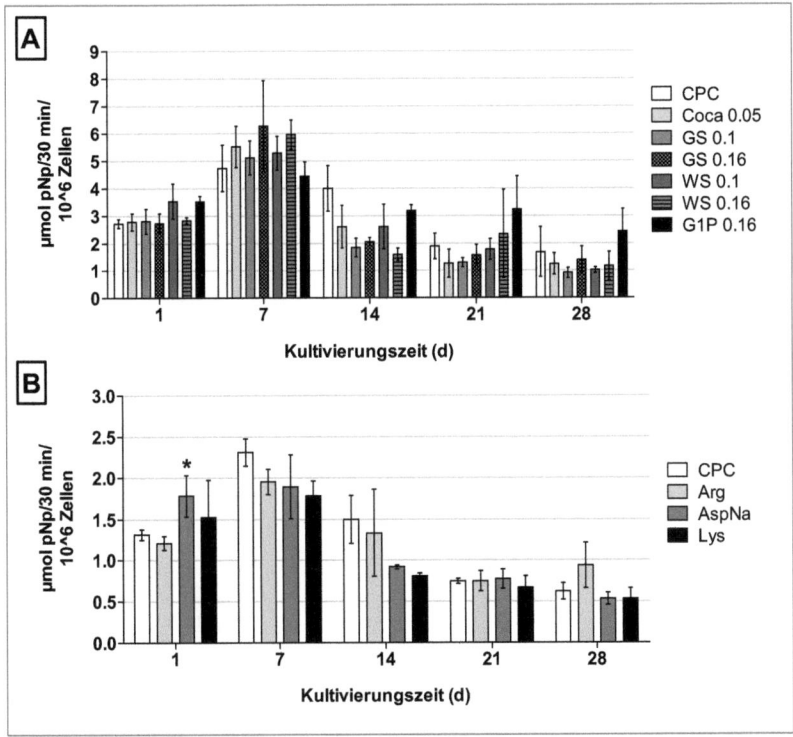

Abb. 19: Spezifische ALP-Aktivität von hFOB 1.19 auf den Zementen der Gruppe 1 (A) und der Gruppe 2 (B) im Vergleich zum unmodifizierten CPC. n = 3, Mittelwert +/- Stabw (CPC ↔ CPC-Modifikation: * p < 0,05)

Osteogene Differenzierung der hMSC

Zur Charakterisierung der osteogenen Differenzierung der hMSC auf den Zementproben wurde die spezifische Aktivität der ALP nach 14 Tagen Kultivierung mit und ohne osteogene Zusätze zum Medium bestimmt. Für alle Zementvarianten war dabei die spezifische ALP-Aktivität der osteogen induzierten Zellen (OS+) deutlich höher als die der nicht induzierten Zellen (OS-; Abb. 20). Bei den Zementen der Gruppe 1 (Abb. 20A) konnten für die osteogen induzierten hMSC nur geringe Unterschiede bezüglich der ALP-Aktivität nachgewiesen werden. Dabei waren die ALP-Werte nur auf den mit 0,1 mmol/g Cocarboxylase und 0,16 mmol/g Glucuronsäure funktionalisierten Zementen leicht erhöht. Für die nicht induzierten hMSC konnten keine Unterschiede zwischen den Zementvarianten nachgewiesen werden.

Die Modifikation des Basiszements mit Asparaginsäure-Natriumsalz und Lysin führte bei den osteogen induzierten Zellen zu einer signifikant höheren spezifischen ALP-Aktivität (Abb. 20B). Für die nicht induzierten hMSC konnte nur auf den mit Lysin modifizierten Zementen eine leicht erhöhte Aktivität der ALP festgestellt werden.

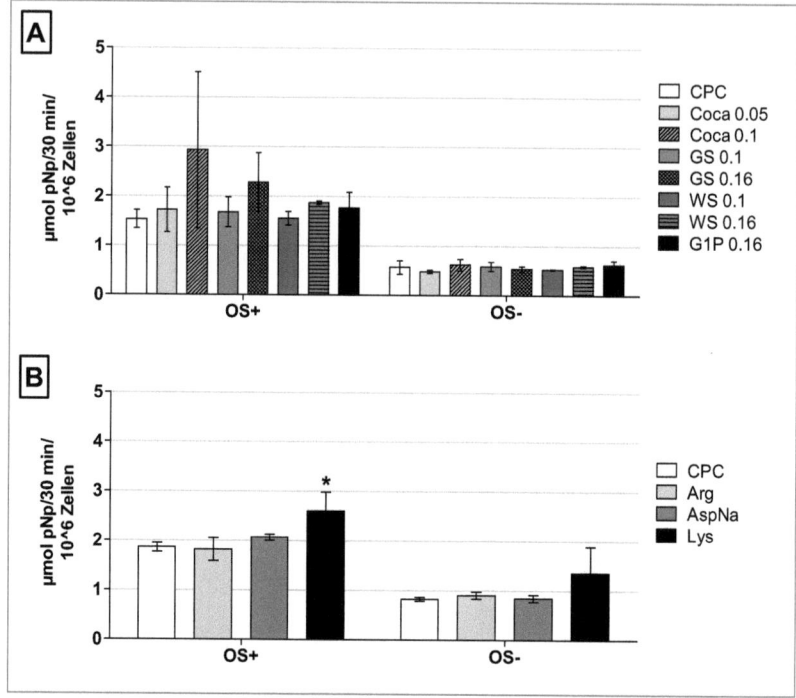

Abb. 20: Spezifische ALP-Aktivität der osteogen induzierten (OS+) und der nicht induzierten (OS-) hMSC auf den Zementen der Gruppe 1 (A) und der Gruppe 2 (B) im Vergleich zum unmodifizierten CPC, jeweils nach einer Kultivierungsdauer von 14 Tagen. n = 3, Mittelwert +/- Stabw (CPC ↔ CPC-Modifikation: * p < 0,05)

3.1.3 Auswahl der Zementfavoriten

Ausgehend von den Ergebnissen der bisherigen Untersuchungen wurden für die weiteren Experimente die erfolgversprechendsten Zementmodifikationen ausgewählt. Dabei spielten für die Auswahl sowohl die (zell-)biologischen Eigenschaften als auch die Daten der Materialcharakterisierung eine wichtige Rolle (Tab. 20). Die aus (zell-)biologischer Sicht günstigsten Modifizierungskomponenten sind in Tab. 21 dargestellt.

Tab. 20: Ausgewählte Materialeigenschaften der verschieden modifizierten Zemente. Die Untersuchungen zur Materialcharakteristik wurden von der Fa. InnoTERE GmbH, Dresden durchgeführt.

Modifizierungs-komponente	eingesetzte Menge [mmol/g]	Kohäsion (1 min nach Anmischen)	Abbindezeit im Vgl. zum Basiszement	max. Druck-festigkeit [MPa]	spezif. Oberfläche BET [m²/g]
Basiszement ohne Zusätze	-	ausreichend	-	44,0 ± 5,4	11,8

Cocarboxylase	0,05	ausreichend	verflüssigt den Zement zunächst, dann schlagartiges Festwerden	34,9 ± 6,8	21,6
	0,10	ausreichend	verflüssigt den Zement zunächst, dann schlagartiges Festwerden	14,0 ± 2,7	nicht bestimmt
Glucuronsäure	0,10	ausreichend	gering verlängert	53,6 ± 9,1	nicht bestimmt
	0,16	ausreichend	gering verlängert	46,1 ± 6,8	45,4
Weinsäure	0,10	ausreichend	verkürzt	26,5 ± 3,7	nicht bestimmt
	0,16	nicht ausreichend	stark verkürzt	21,9 ± 4,1	nicht bestimmt
Glucose-1-phosphat	0,16	ausreichend	verlängert	30,2 ± 4,6	nicht bestimmt
Arginin	0,08	ausreichend	stark verlängert	40,8 ± 9,4	13,8
Asparaginsäure-Natriumsalz	0,08	ausreichend	etwas verlängert	49,0 ± 5,0	13,9
Lysinhydrochlorid	0,08	ausreichend	nicht verändert	49,7 ± 8,5	14,9

Tab. 21: Günstige Modifizierungskomponenten des Basiszements hinsichtlich Proteinadsorption und Biokompatibilität

	Versuch	günstige Modifizierungskomponente des Basiszements
Proteinadsorption	humane Serumproteine	• Glucuronsäure, Cocarboxylase • Arginin
	Osteocalcin	• Cocarboxylase • Asparaginsäure-Natriumsalz
Biokompatibilität	Adhäsion	• Cocarboxylase • Arginin, Asparaginsäure-Natriumsalz
	Proliferation	• Cocarboxylase • Asparaginsäure-Natriumsalz
	Differenzierung	• Cocarboxylase, Glucose-1-phosphat, Glucuronsäure • Asparaginsäure-Natriumsalz

Unter Berücksichtigung der jeweiligen Materialeigenschaften wurden für die weiteren Versuche die folgenden Modifizierungskomponenten ausgewählt:

> ➢ Cocarboxylase (0,05 mmol/g)
> ➢ Arginin (0,08 mmol/g)
> ➢ Asparaginsäure-Natriumsalz (0,08 mmol/g).

Der unmodifizierte Basiszement wurde dabei als Kontrolle jeweils mit untersucht.

3.2 Experimentelle Untersuchungen zu den Zementfavoriten

3.2.1 Proteinadsorption

Die unter 3.1.3 aufgeführten „Zementfavoriten" wurden hinsichtlich ihres Adsorptionsvermögens für humane und bovine Serumproteine sowie für das Knochenmatrixprotein Osteocalcin, den Knochenwachstumsfaktor BMP-2 und den vaskulären Endothelzell-Wachstumsfaktor VEGF untersucht. Dabei wurde für Osteocalcin, BMP-2 und VEGF zunächst eine Konzentrationsreihe erstellt, die Aufschluss über die Bindungskapazität des Basiszements gegenüber den jeweiligen Proteinen geben sollte. Hierzu wurden verschiedene Mengen der kommerziell erhältlichen Proteine auf den unmodifizierten CPC aufgebracht und über Nacht inkubiert. Nach Spülung der Zementproben erfolgte die Bestimmung des am Zement gebundenen Proteins mittels Direkt-ELISA. Da die untersuchten Proteine im menschlichen Serum bzw. Blut nur im Pico- bis Nanogramm-Bereich vorkommen, wurden 100 ng des jeweiligen Proteins als Obergrenze der Konzentrationsreihe festgelegt. Ausgehend von den Ergebnissen der Konzentrationsreihe auf dem unmodifizierten CPC wurden anschließend für jedes Protein zwei Proteinmengen ausgewählt, mit denen die Inkubation der Zementfavoriten erfolgte.

3.2.1.1 Serumproteine

Zur Untersuchung der unspezifischen Proteinadsorption wurde sowohl humanes als auch bovines Serum verwendet.
Bei Verwendung von humanem Serum erfolgte die Inkubation der Zementproben mit zwei Serumkonzentrationen (0,1% und 1%) wie unter 2.5.1.1 beschrieben (Abb. 21). Dabei konnte für alle Zementvarianten ein Anstieg der adsorbierten Proteinmenge über die Zeit nachgewiesen werden. Für die mit 0,1%igem Serum inkubierten Proben erfolgte dieser Anstieg kontinuierlich, wobei die adsorbierten Proteinmengen aller Proben vergleichbar waren (Abb. 21A). Bei Inkubation der Zemente mit 1%igem Serum konnte vom Tag 9 zum Tag 14 eine sprunghafte Zunahme der adsorbierten Proteinmenge beobachtet werden (Abb. 21B). Nach 1, 3 und 6 Tagen war die Menge an gebundenem Protein auf den mit Cocarboxylase modifizierten Zementen signifikant höher als auf den unmodifizierten Zementen. Der Zusatz von Asparaginsäure-Natriumsalz führte im Vergleich zum Basiszement zu keiner deutlichen Veränderung, wohingegen die Modifizierung mit Arginin zu einer geringeren Proteinbindung führte.

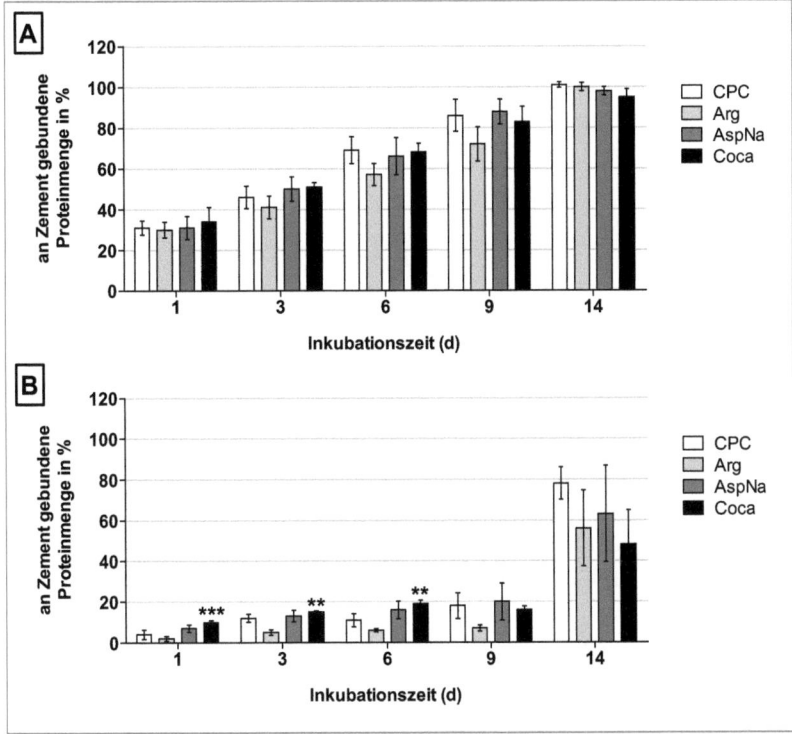

Abb. 21: Adsorption humaner Serumproteine bei Inkubation mit 0,1% (A) und 1% (B) humanem Serum. n = 5, Mittelwert +/- Stabw (CPC ↔ CPC-Modifikation zum jeweiligen Zeitpunkt: ** p < 0,01, *** p < 0,001)

Ergänzend zu den vorangegangenen Experimenten wurde die unspezifische Proteinadsorption aus fötalem Kälberserum (FCS) ermittelt. Hierzu wurden die Zementproben mit Zellkulturmedium (alpha-MEM + 10% FCS + 1% Penicillin/Streptomycin) wie unter 2.5.1.2 beschrieben inkubiert. Es zeigte sich, dass durch keinen der Modifizierungszusätze eine höhere Proteinadsorption im Vergleich zum Basiszement erreicht werden konnte (Abb. 22). Vielmehr wurden auf den untersuchten Modifikationen deutlich geringere Proteinmengen als auf dem unmodifizierten Basiszement nachgewiesen. Während jedoch bei den modifizierten Zementen die Proteinadsorption kontinuierlich anstieg, ging diese beim unmodifizierten CPC nach einer Inkubationszeit von 20 Tagen in eine Sättigung über.

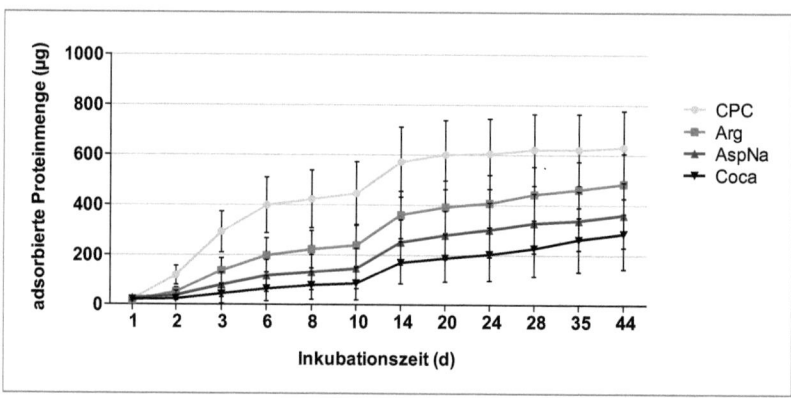

Abb. 22: Adsorption boviner Serumproteine aus Zellkulturmedium, welches 10% FCS enthält. n = 5, Mittelwert +/- Stabw

3.2.1.2 Osteocalcin

Bei Inkubation der unmodifizierten Zementproben mit bis zu 100 ng des knochenspezifischen Proteins Osteocalcin zeigte sich, dass bis zu einer Konzentration von ca. 60 ng pro Probe die Adsorption des Proteins anstieg (Abb. 23A). Ausgehend von diesem Ergebnis wurden zur Untersuchung der Modifizierungsfavoriten die Mengen 20 ng und 60 ng Osteocalcin ausgewählt.

Eine im Vergleich zum unmodifizierten Basiszement leicht erhöhte Adsorption von Osteocalcin scheinen dabei für 20 ng die mit Arginin und Cocarboxylase funktionalisierten Zemente und für 60 ng die mit Arginin und Asparaginsäure-Natriumsalz modifizierten Zemente zu zeigen (Abb. 23B).

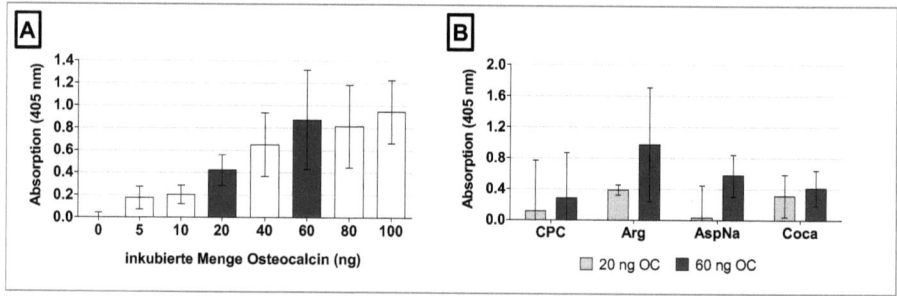

Abb. 23: Adsorption von Osteocalcin im Bereich von 0 - 100 ng auf dem unmodifizierten CPC (A) und von 20 ng und 60 ng auf den Zementvarianten (B). n = 5, Mittelwert +/- Stabw

3.2.1.3 BMP-2

Ausgehend von der Konzentrationsreihe für den Knochenwachstumsfaktor BMP-2 auf dem unmodifizierten Basiszement (Abb. 24A) wurden für die Inkubation der Zementmodifikationen die Mengen 20 ng und 100 ng BMP-2 ausgewählt.
Dabei zeigten die mit Arginin und Asparaginsäure-Natriumsalz modifizierten Zemente sowohl für 20 ng als auch für 100 ng BMP-2 eine im Vergleich zum Basiszement erhöhte Proteinadsorption, die für 20 ng BMP-2 sogar signifikant war (Abb. 24B).

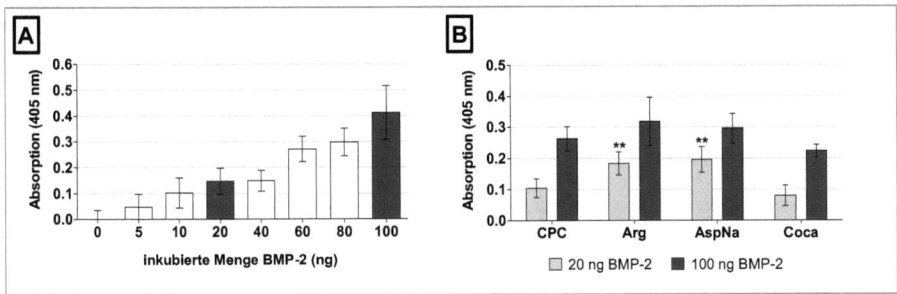

Abb. 24: Adsorption von BMP-2 im Bereich von 0 - 100 ng auf dem unmodifizierten CPC (A) und von 20 ng und 100 ng auf den Zementvarianten (B). n = 5, Mittelwert +/- Stabw (CPC ↔ CPC-Modifikation: ** p < 0,01)

3.2.1.4 VEGF

Die durch den Basiszement adsorbierte Proteinmenge stieg bis zu einer Konzentration von 40 ng pro Probe an und blieb dann im Bereich von 40 ng bis 100 ng nahezu konstant (Abb. 25A). Ausgehend von diesem Ergebnis wurde der Versuch zu den verschiedenen Zementvarianten mit 5 ng und 40 ng VEGF durchgeführt.
Hierbei zeigte sich, dass sowohl der Zusatz von Arginin (5 ng VEGF) als auch die Modifizierung mit Cocarboxylase (40 ng VEGF) zu einer signifikant höheren Adsorption von VEGF führte (Abb. 25B).

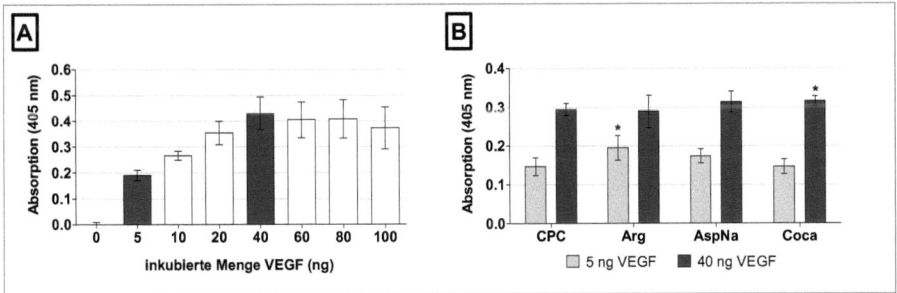

Abb. 25: Adsorption von VEGF im Bereich von 0 - 100 ng auf dem unmodifizierten CPC (A) und von 5 ng und 40 ng auf den Zementvarianten (B). n = 5, Mittelwert +/- Stabw (CPC ↔ CPC-Modifikation: * p < 0,05)

3.2.2 Zellkompatibilität

Die Zellversuche zu den Zementfavoriten wurden im Gegensatz zu den unter 3.1.2 erläuterten Untersuchungen nur mit hMSC durchgeführt, da diese sensibler auf Veränderungen der Kultivierungsbedingungen reagieren. Zur Absicherung der Ergebnisse wurden für die Experimente Zellen von zwei verschiedenen Spendern verwendet. Da es sich bei den hMSC um primäre Zellen handelt, können spenderabhängige Variationen zwischen den Ergebnissen allerdings nicht ausgeschlossen werden.

Im Rahmen dieser Untersuchungen wurde zudem der Einfluss adsorbierter Serumproteine auf das Adhäsions-, Proliferations- und Differenzierungsverhalten der hMSC überprüft. Dazu wurden die Zementproben ca. 1 Woche vor der Besiedlung bei 37°C mit humanem Serum, welches täglich erneuert wurde, inkubiert.

3.2.2.1 Adhäsion von hMSC

Zur Untersuchung des Adhäsionsverhaltens wurden jeweils $2 \cdot 10^4$ Zellen pro Zementprobe ausgesät und anschließend für 0,5 h, 1 h, 4 h und 24 h inkubiert. Die Anzahl der zu den jeweiligen Zeitpunkten adhärenten Zellen wurde nach Lyse der Zellen durch Messung der Aktivität der LDH bestimmt. Nach Besiedlung der nicht mit Serum vorinkubierten Zemente mit hMSC des Spenders 1 (Abb. 26A) konnten zu fast allen Zeitpunkten auf den modifizierten Zementen mehr adhärente Zellen nachgewiesen werden als auf dem Basiszement. Als besonders adhäsionsfördernd erwies sich dabei die Modifikation des CPC mit Cocarboxylase. Dieser Effekt konnte 0,5 h und 24 h nach der Besiedlung ebenso auf den mit Zellen des Spenders 2 besiedelten Zementen (Abb. 26C) nachgewiesen werden. Alle anderen Modifikationen waren beim Spender 2 hinsichtlich der adhärenten Zellzahl vergleichbar mit dem unmodifizierten Basiszement.

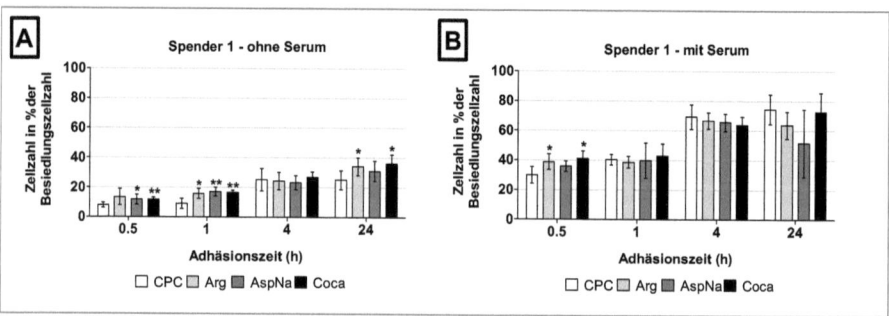

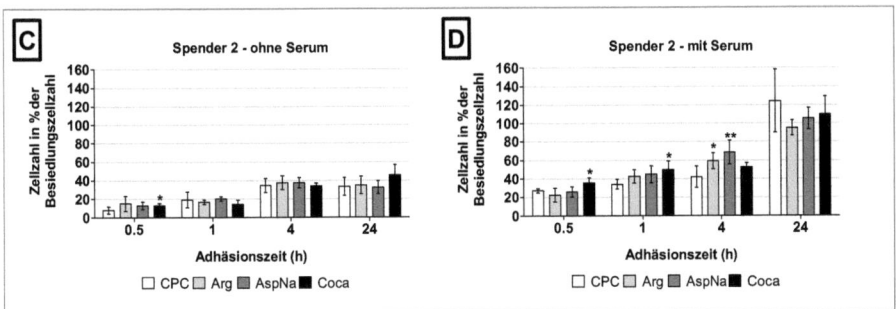

Abb. 26: Adhäsion von hMSC des Spenders 1 (A, B) und des Spenders 2 (C, D) ohne vorherige Seruminkubation der Zementproben (A, C) und mit vorheriger Seruminkubation (B, D). n = 5, Mittelwert +/- Stabw (CPC ↔ CPC-Modifikation zum jeweiligen Zeitpunkt: * p < 0,05, ** p < 0,01)

Den Einfluss von adsorbierten Serumproteinen auf die Adhäsion von hMSC verdeutlicht Tab. 22. Im Gegensatz zu den nicht mit humanem Serum vorinkubierten Zementen war die Zahl der adhärenten Zellen auf den mit Serum vorbehandelten Zementen zu allen Zeitpunkten und bei beiden Spendern um das 2 - 4-fache erhöht (Abb. 26B, D). Dabei förderte auch bei den mit Serum vorinkubierten Zementen der Zusatz von Cocarboxylase vor allem die initiale Adhäsion (0,5 h und 1 h nach der Besiedlung) der Zellen.

Tab. 22: Zellzahl auf den mit Serum vorinkubierten Zementen im Vergleich zur Zellzahl auf den nicht mit Serum vorbehandelten Zementen und Signifikanzen bei Spender 1 (schwarz) und Spender 2 (grau). (Zemente mit Serum ↔ Zemente ohne Serum: * p < 0,05, ** p < 0,01, *** p < 0,001)

Adhäsions-zeit (h)	Zellzahl auf Zementen mit Serum = x-fache Zellzahl auf Zementen ohne Serum							
	CPC		Arg		AspNa		Coca	
	Sp. 1	Sp. 2	Sp. 1	Sp. 2	Sp. 1	Sp. 2	Sp. 1	Sp. 2
0,5	3,7 ***	3,3 ***	2,9 ***	1,5	3,0 ***	2,0 **	3,5 ***	2,7 ***
1	4,4 ***	1,8 *	2,4 **	2,5 ***	2,3 ***	2,2 ***	2,6 ***	3,4 ***
4	2,8 ***	1,2	2,7 ***	1,6 **	2,8 ***	1,8 **	2,4 ***	1,6 ***
24	3,0 ***	3,7 ***	1,9 ***	2,7 ***	1,7	3,3 ***	2,0 ***	2,4 ***

3.2.2.2 Vitalität der hMSC

Um die Vitalität der auf den Zementen kultivierten hMSC zu überprüfen, wurden die verschiedenen Zemente mit $1 \cdot 10^4$ Zellen (Spender 1) besiedelt und in Zellkulturmedium ohne osteogene Zusätze kultiviert. Nach 3 bzw. 11 Tagen erfolgte eine Live/Dead-Färbung der Zellen mit Calcein AM/EthD-1. Während Calcein AM von Esterasen lebender Zellen in intensiv grün fluoreszierendes Calcein umgewandelt wird, kann EthD-1 nur in Zellen mit durch Nekrose oder apoptotische Prozesse beschädigter Zellmembran eindringen und so die DNA anfärben (rote Fluoreszenz).

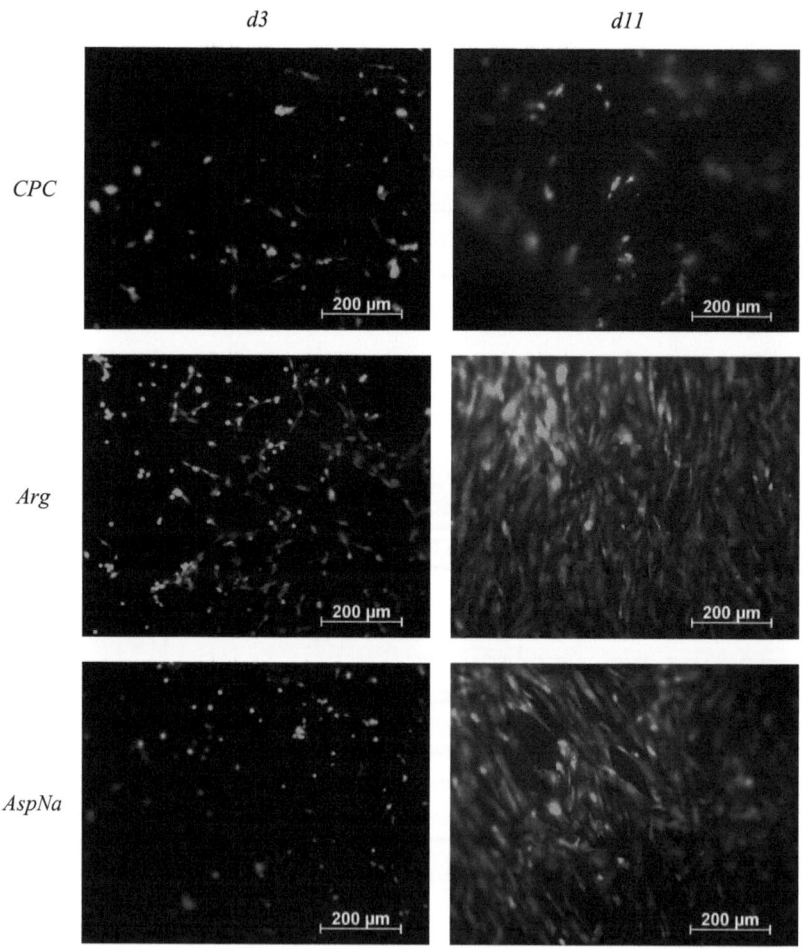

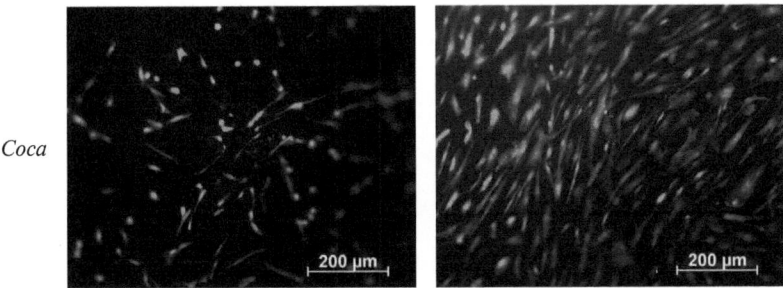

Coca

Abb. 27: Typische FM-Aufnahmen zur Live/Dead-Färbung von hMSC auf den verschiedenen Zementen nach 3 und 11 Tagen. (Calcein AM: lebende Zellen - grün, EthD-1: tote Zellen - rot)

Auf allen untersuchten Zementen konnten überwiegend lebende Zellen nachgewiesen werden (Abb. 27), was auf eine geringe Zytotoxizität aller untersuchten Zemente hindeutet. Während die hMSC am Tag 3 auf dem Basiszement und dem mit Asparaginsäure-Natriumsalz modifizierten Zement eine runde Form aufwiesen, besaßen die Zellen auf den anderen Zementvarianten eine eher spindelförmige Morphologie. Das Verhältnis von lebenden zu toten Zellen war bei allen Zementen und zu beiden Zeitpunkten vergleichbar. Nach 11 Tagen Kultivierung konnte auf fast allen Zementen ein dichter Zellrasen beobachtet werden, bei dem die hMSC sich in der für sie charakteristischen Weise straßenförmig anordneten.

3.2.2.3 Proliferation und osteogene Differenzierung der hMSC

Für die Proliferations- und Differenzierungsversuche wurden die Zementproben mit $1 \cdot 10^4$ Zellen pro Probe besiedelt und über einen Zeitraum von bis zu 28 Tagen kultiviert. Die osteogene Differenzierung der hMSC wurde dabei durch Zusätze zum Zellkulturmedium ab dem 4. Tag nach der Besiedlung stimuliert (osteogen induzierte Zellen: OS+, nicht induzierte Zellen: OS-). Um die Zellzahl zu ermitteln wurde nach Lyse der Zellen die Aktivität der LDH bestimmt. Die Charakterisierung der osteogenen Differenzierung erfolgte zum einen durch Quantifizierung der spezifischen ALP-Aktivität und zum anderen durch Analyse der Genexpression der Proteine ALP und BSPII mittels PCR.

Proliferation

Bei Kultivierung der nicht mit Serum vorinkubierten Zementvarianten mit Zellen des Spenders 1 führte keiner der Modifizierungszusätze zu einer gegenüber dem Basiszement erhöhten Proliferation - das betrifft sowohl die osteogen induzierten, als auch die nicht induzierten hMSC (Abb. 28A, C).
Wurden die Zementproben vor der Zellbesiedlung jedoch mit Serum inkubiert, konnte auf den mit Arginin modifizierten Zementen ab dem 14. Kultivierungstag eine höhere Zellzahl der osteogen induzierten hMSC im Vergleich zum Basiszement nachgewiesen werden (Abb. 28B). Weiterhin

führte der Zusatz von Cocarboxylase zu einer höheren Zellzahlzunahme der osteogen induzierten Zellen auf den mit Serum inkubierten Zementen im Vergleich zu den nicht mit Serum vorbehandelten Zementen (Tab. 23). Generell proliferierten die nicht induzierten Zellen stärker als die osteogen induzierten hMSC.

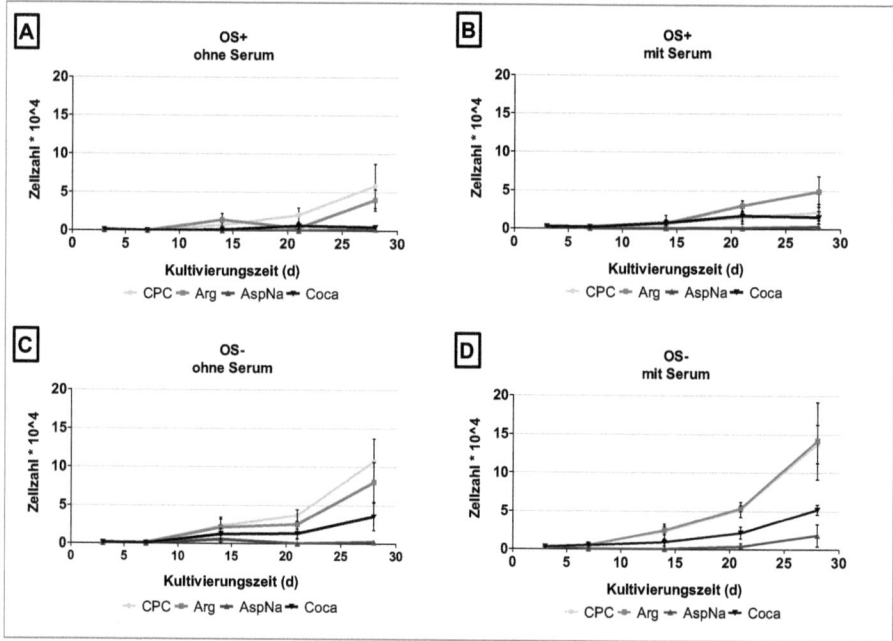

Abb. 28: Proliferation von hMSC des Spenders 1 der osteogen induzierten Zellen (A, C) und der nicht induzierten Zellen (B, D) ohne vorherige Seruminkubation der Zementproben (A, B) und mit vorheriger Seruminkubation (C, D). n = 5, Mittelwert +/- Stabw

Tab. 23: Anstieg der Zellzahl im Vergleich zur Ausgangszellzahl (d28/d3, x-fach), Spender 1

Material	ohne Serum-Inkubation		mit Serum-Inkubation	
	OS+	OS-	OS+	OS-
CPC	54,5	100,2	7,0	42,9
Arg	31,2	62,4	14,9	43,0
AspNa	3,6	4,0	1,2	6,3
Coca	4,3	30,2	5,5	18,2

Nach Besiedlung der Zemente mit hMSC des Spenders 2 waren die Proliferationsraten bei beiden Kultivierungsarten (ohne und mit Serum vorinkubiert) sowohl der osteogen induzierten (Abb. 29A,

C), als auch der nicht induzierten Zellen (Abb. 29B, D) auf den mit Arginin und Cocarboxylase modifizierten Zementen im Vergleich zum Basiszement leicht erhöht.

Die Adsorption von Serumproteinen führte nur beim Basiszement und dem mit Cocarboxylase modifizierten CPC zu einer gesteigerten Zellzahlzunahme (OS+ und OS-) (Tab. 24). Wie beim Spender 1 zeigten auch beim Spender 2 die nicht induzierten Zellen eine im Vergleich zu den osteogen induzierten Zellen erhöhte Proliferation.

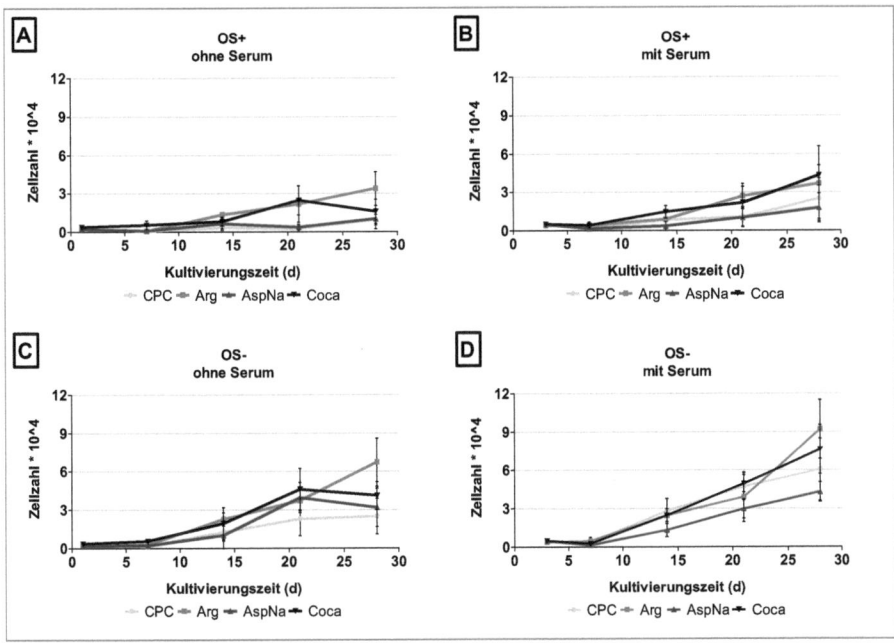

Abb. 29: Proliferation von hMSC des Spenders 2 der osteogen induzierten Zellen (A, C) und der nicht induzierten Zellen (B, D) ohne vorherige Seruminkubation der Zementproben (A, B) und mit vorheriger Seruminkubation (C, D). n = 5, Mittelwert +/- Stabw

Tab. 24: Anstieg der Zellzahl im Vergleich zur Ausgangszellzahl (d28/d1, x-fach), Spender 2

Material	ohne Serum-Inkubation		mit Serum-Inkubation	
	OS+	OS-	OS+	OS-
CPC	4,1	11,0	5,1	12,5
Arg	14,9	29,7	8,9	22,3
AspNa	5,2	16,5	3,6	8,9
Coca	4,2	10,9	8,6	15,2

Osteogene Differenzierung

Im Vergleich zu den nicht induzierten hMSC (OS-) war die spezifische ALP-Aktivität der osteogen induzierten Zellen (OS+) auf allen Zementen und unabhängig von der Adsorption von Serumproteinen deutlich erhöht (Abb. 30). Osteogen induzierte Zellen des Spenders 1 (Abb. 30A, B) zeigten dabei auf den mit Asparaginsäure-Natriumsalz und Cocarboxylase modifizierten Zementen eine z. T. signifikant höhere spezifische ALP-Aktivität verglichen zum Basiszement. Die Adsorption von Serumproteinen und der Zusatz von Asparaginsäure-Natriumsalz führten auch bei den nicht induzierten hMSC des Spenders 1 zu einer im Vergleich zum Basiszement erhöhten spezifischen ALP-Aktivität (Abb. 30B). Auf den mit hMSC des Spenders 2 besiedelten Zementen ohne vorherige Seruminkubation wiesen alle Modifikationen gegenüber dem Basiszement leicht höhere (signifikant für Arg und Coca) spezifische ALP-Werte auf (Abb. 30C).

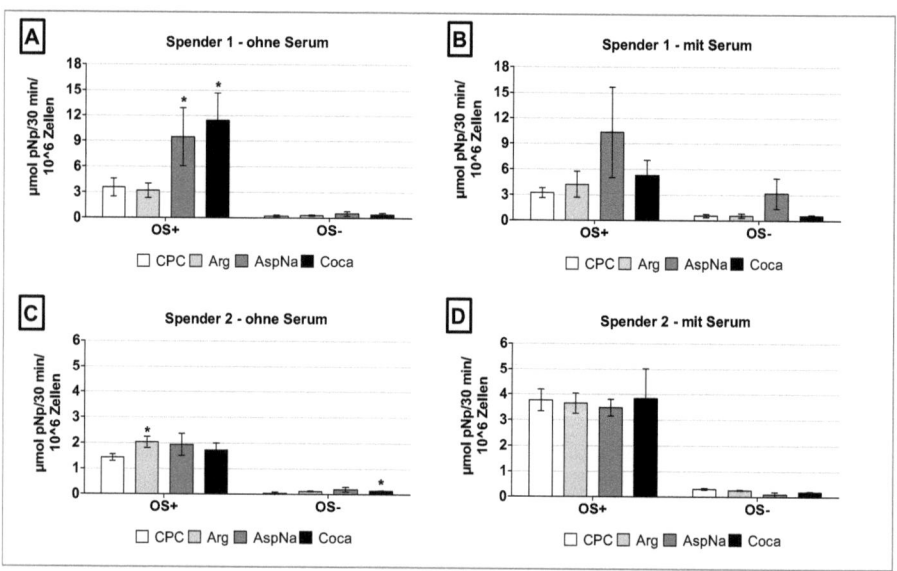

Abb. 30: Spezifische ALP-Aktivität der osteogen induzierten (OS+) und der nicht induzierten (OS-) hMSC des Spenders 1 (A, B) und des Spenders 2 (C, D) nach 14 Tagen ohne vorherige Seruminkubation der Zementproben (A, C) und mit vorheriger Seruminkubation (B, D). n = 3, Mittelwert +/- Stabw (CPC ↔ CPC-Modifikation: * $p < 0,05$)

Die Vorbehandlung der Zemente mit Serum förderte deutlich die osteogene Differenzierung der Zellen des Spenders 2 (Abb. 30C, D). Hier konnten im Vergleich zu den nicht mit Serum vorinkubierten Zementen für die induzierten hMSC 2 - 3-fach höhere ALP-Aktivitäten nachgewiesen werden (Tab. 25).
Während die Adsorption von Serumproteinen an den Zementen beim Spender 1 v. a. die osteogene Differenzierung der nicht induzierten Zellen unterstützt, steigert diese beim Spender 2 die spezifische ALP-Aktivität sowohl der induzierten, als auch der nicht induzierten hMSC (Tab. 25).

Tab. 25: Anstieg der spezifischen ALP-Aktivität der hMSC nach 14 Tagen bei vorheriger Seruminkubation der Zemente im Vergleich zu Zementen ohne vorherige Seruminkubation

Material	Spender 1		Spender 2	
	OS+	OS-	OS+	OS-
CPC	0,9	2,3	2,7	6,9
Arg	1,3	2,0	1,8	2,1
AspNa	1,1	5,9	1,8	0,5
Coca	0,5	1,4	2,2	1,4

Zur weiteren Charakterisierung der osteogenen Differenzierung der Zellen wurde die Genexpression der Proteine ALP und BSPII mittels PCR untersucht. Das Protein GAPDH diente dabei als Kontrolle (konstant exprimiertes „house-keeping" Gen).
Der Zusatz von Arginin, Asparaginsäure-Natriumsalz und Cocarboxylase führte bei den induzierten Zellen (OS+) nach 14 Tagen zu einer gegenüber dem Basiszement stärkeren Expression des Osteoblastenmarkers ALP (Abb. 31). BSPII konnte bei den induzierten hMSC auf allen Zementvarianten erst nach 28 Tagen nachgewiesen werden. Dabei waren allerdings keine Unterschiede zwischen den Modifikationen erkennbar.

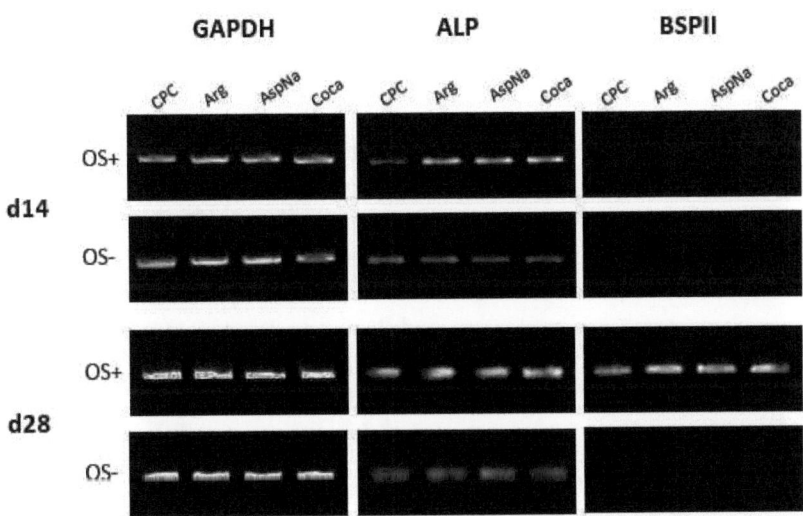

Abb. 31: Genexpressionsanalyse der osteogen induzierten (OS+) und nicht induzierten (OS-) hMSC des Spenders 2 nach 14 und 28 Tagen ohne vorherige Seruminkubation der Zementproben mittels PCR. Zur Charakterisierung der osteogenen Differenzierung wurden ALP und BSPII ausgewählt. GAPDH diente als interne Kontrolle.

3.3 Experimentelle Untersuchungen mit frisch abbindenden Zementen

Für die unter 3.1 und 3.2 erläuterten Versuche wurden stets Zementproben verwendet, die vollständig abgebunden und ausgehärtet waren. Beim klinischen Einsatz (z. B. Füllen eines Knochendefekts, Verankerung von Implantaten) liegt der Zement jedoch zunächst als nicht abgebundene Paste vor, um eine Injektion in den Knochendefekt zu ermöglichen. Um die *in vivo* Situation so gut wie möglich nachzuahmen wurde dieser Zustand deshalb in den nachfolgend beschriebenen Experimenten *in vitro* simuliert, indem das jeweilige Zementpulver erst unmittelbar vor dem Versuch mit der Abbindelösung zu einer Paste vermischt wurde. Die Probenherstellung erfolgte dabei wie unter 2.1.3 erläutert.

Untersucht wurden mit dieser Methode hauptsächlich der unmodifizierte Basiszement, aber auch die Zementfavoriten.

3.3.1 Proteinadsorption

3.3.1.1 Vergleich zwischen abgebundenem und nicht abgebundenem CPC

Zur Untersuchung der unspezifischen Proteinadsorption wurde der frisch hergestellte unmodifizierte Zement („fresh") sowohl mit humanem, als auch bovinem Serum inkubiert. Als Vergleich diente dabei ein bereits abgebundener und ausgehärteter CPC („pre-set").

Abb. 32 zeigt die Proteinadsorption an den Zementen aus 0,1%igem und 1%igem humanem Serum während einer Inkubationszeit von 15 Tagen. Dabei konnte für beide Zementarten ein Anstieg der adsorbierten Proteinmenge nachgewiesen werden. Während bei Inkubation mit 0,1%igem humanem Serum die Proteinadsorption an den ausgehärteten Zementen zu fast allen Zeitpunkten signifikant höher war (Abb. 32A), konnte bei Inkubation der Zemente mit 1%igem Serum auf den frisch hergestellten Zementen während der gesamten Inkubationsdauer eine signifikant höhere Proteinmenge ermittelt werden (Abb. 32B).

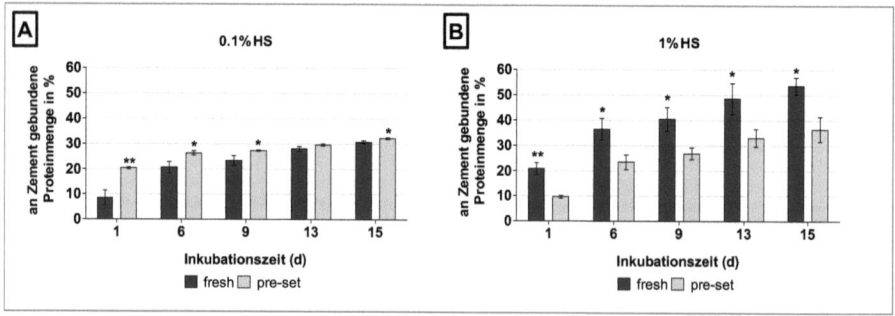

Abb. 32: Adsorption humaner Serumproteine bei Inkubation mit 0,1% (A) und 1% (B) humanem Serum (HS) am frisch hergestellten im Vergleich zum ausgehärteten CPC. n = 3, Mittelwert +/- Stabw (* $p < 0{,}05$, ** $p < 0{,}01$)

Ergänzend zu den Experimenten mit humanem Serum wurde die unspezifische Proteinadsorption aus fötalem Kälberserum (FCS) ermittelt. Hierzu wurden die Zementproben mit Zellkulturmedium, welches 10% FCS enthielt, inkubiert. Im Vergleich zum bereits ausgehärteten Zement adsorbierte der frisch hergestellte CPC zu allen Zeitpunkten eine signifikant höhere Proteinmenge (Abb. 33). Dabei konnte auf dem frisch hergestellten CPC nach einem Tag eine 37-fach, nach 6 Tagen noch eine 17-fach und nach 15 Tagen eine 5-fach höhere Proteinmenge als auf dem ausgehärteten Zement nachgewiesen werden.

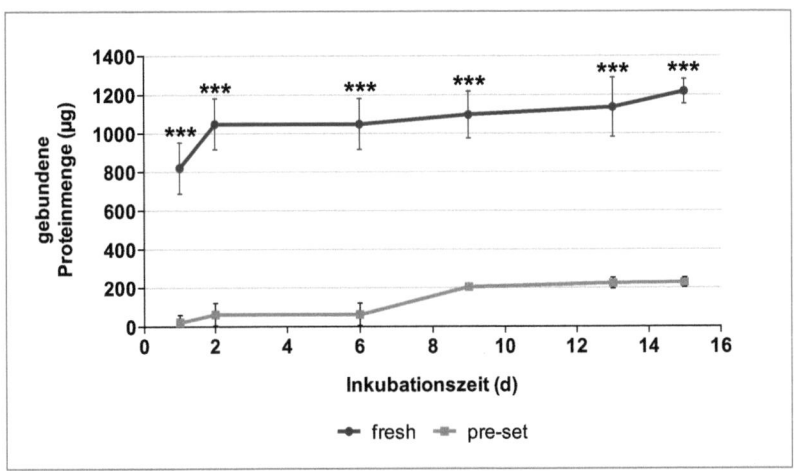

Abb. 33: Adsorption boviner Serumproteine aus Zellkulturmedium, welches 10% FCS enthält, am frisch hergestellten im Vergleich zum ausgehärteten CPC. n = 3, Mittelwert +/- Stabw (*** p < 0,001)

3.3.1.2 Proteinadsorption an den Zementfavoriten

Um den Einfluss der Modifizierungszusätze auf die Proteinadsorption an frisch hergestellten Zementen zu untersuchen, wurden die Zemente mit humanem bzw. bovinem Serum inkubiert. Abb. 34 zeigt die an den Zementen gebundene Proteinmenge nach 1, 6 und 9 Tagen. Bei Inkubation der frisch hergestellten Zemente mit 0,1%igem humanem Serum waren bereits nach einem Tag ca. 80% der im Serum vorhandenen Proteine an den Zementen adsorbiert (Abb. 34A). Nach 9 Tagen wurde auf fast allen Zementen eine Proteinadsorption von 100% ermittelt. Im Vergleich zum unmodifizierten Basiszement konnte jedoch auf keiner der Zementmodifikationen eine signifikant höhere Proteinmenge nachgewiesen werden. Der Zusatz von Asparaginsäure-Natriumsalz führte nach 6 und 9 Tagen sogar zu einer signifikant geringeren Proteinbindung. Wurden die Zementproben mit 1%igem humanem Serum inkubiert (Abb. 34B), so war zu allen Zeitpunkten auf den mit Arginin und Asparaginsäure-Natriumsalz modifizierten Zementen eine höhere Proteinmenge nachweisbar als auf dem Basiszement (signifikant für Arg). Die Modifizierung mit Cocarboxylase führte dagegen zu einer im Vergleich zum unmodifizierten CPC geringeren Proteinbindung.

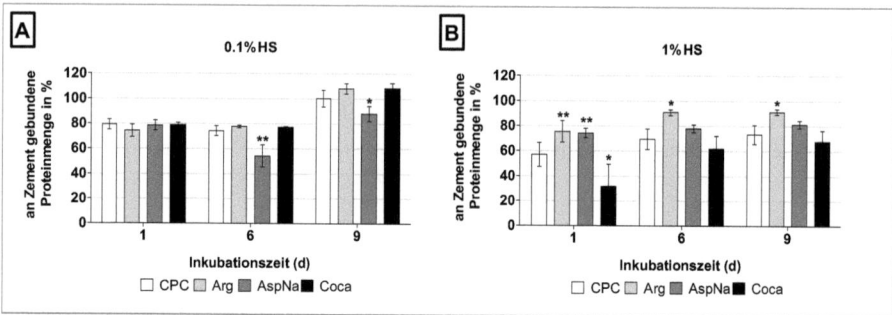

Abb. 34: Adsorption humaner Serumproteine an frisch hergestellten Zementen bei Inkubation mit 0,1% (A) und 1% (B) humanem Serum (HS). n = 4, Mittelwert +/- Stabw (CPC ↔ CPC-Modifikation: * p < 0,05, ** p < 0,01)

Bei Inkubation der frisch hergestellten Zementfavoriten mit Zellkulturmedium, welches 10% FCS enthielt, konnte für alle modifizierten Zemente ein Anstieg der adsorbierten Proteinmenge nachgewiesen werden (Abb. 35). Bis zum 6. Inkubationstag wurden dabei nur auf den mit Arginin modifizierten Zementen mehr adsorbierte Proteine detektiert als auf dem Basiszement. Nach 9, 13 und 15 Tagen war die gebundene Proteinmenge jedoch auf allen Modifikationen höher als auf dem unmodifizierten CPC. Am Ende der Inkubationszeit konnte auf den mit Arginin und Asparaginsäure-Natriumsalz funktionalisierten Zementen das 3-fache und auf den mit Cocarboxylase modifizierten das 2-fache der am Basiszement adsorbierten Proteinmenge nachgewiesen werden.

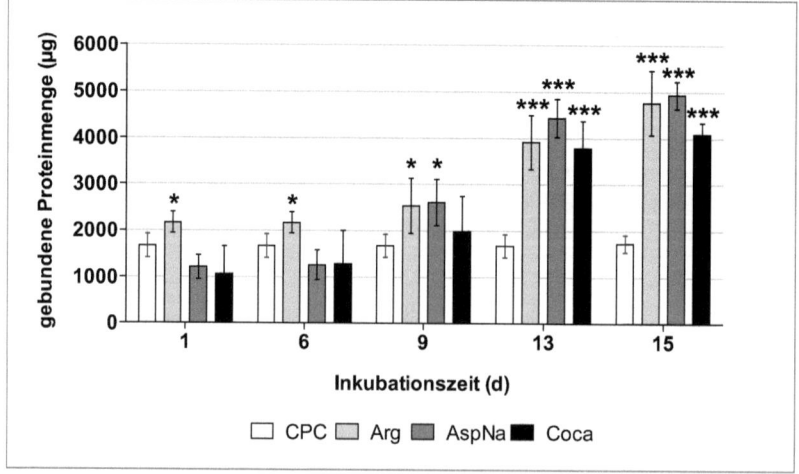

Abb. 35: Adsorption boviner Serumproteine aus Zellkulturmedium, welches 10% FCS enthält, an frisch hergestellten Zementen. n = 4, Mittelwert +/- Stabw (CPC ↔ CPC-Modifikation: * p < 0,05, *** p < 0,001)

3.3.2 Zellkompatibilität

3.3.2.1 Einfluss der Zementabbindezeit auf die Adhäsion und Vitalität von hMSC

Um zu untersuchen, welchen Einfluss die Zementabbindezeit auf die Adhäsion und Vitalität von hMSC hat, wurden Proben des unmodifizierten CPC frisch hergestellt und anschließend unterschiedlich lang mit Zellkulturmedium inkubiert. Nach dieser Abbindezeit wurden $2 \cdot 10^4$ Zellen pro Probe auf die Zemente ausgesät und für 24 h auf den Zementen kultiviert. Anschließend erfolgte die Bestimmung der Anzahl der lebenden adhärenten Zellen und der toten Zellen durch Messung der LDH-Aktivitäten wie unter 2.5.3.1 beschrieben. Als Kontrolle dienten dabei hMSC, die 24 Stunden auf Polystyrol kultiviert wurden.

In einem ersten Versuch wurden Abbindezeiten von 0 min bis 30 min untersucht. Die Ergebnisse dieses Versuchs zeigt Abb. 36A. Bis zu einer Abbindezeit von 25 min konnten dabei signifikant mehr (0 min, 10 min und 20 min) bzw. genauso viele (15 min und 25 min) tote wie lebende adhärente Zellen nachgewiesen werden. Wurden die Zemente vor der Besiedlung mit hMSC 30 min mit Zellkulturmedium inkubiert, fanden sich signifikant mehr lebende adhärente als tote Zellen. Bei Besiedlung der Zemente direkt nach deren Herstellung und ohne vorherige Inkubation mit Zellkulturmedium (Abbindezeit = 0 min) waren nach 24 h ca. 10% der besiedelten Zellen auf den Zementen adhärent. Betrug die Abbindezeit 30 min, konnten auf den Zementen nach 24 h ca. 30% der besiedelten Zellen nachgewiesen werden.

In einem weiteren Versuch wurden Abbindezeiten von 0,5 h bis 30 h untersucht (Abb. 36B). Unabhängig davon, wie lange der Zement vor der Besiedlung mit hMSC in Zellkulturmedium abbinden konnte, waren stets signifikant mehr lebende adhärente als tote Zellen nachweisbar. Dabei war bei allen untersuchten Abbindezeiten ca. die Hälfte der besiedelten Zellen nach 24 h Kultivierung auf den Zementen adhärent und lebend.

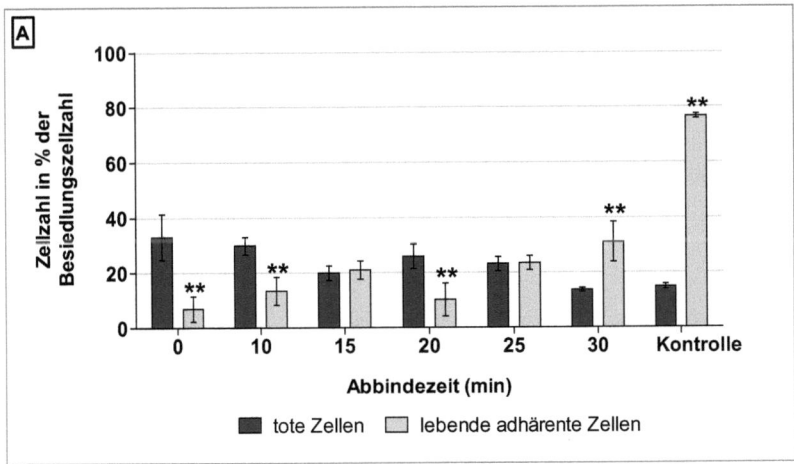

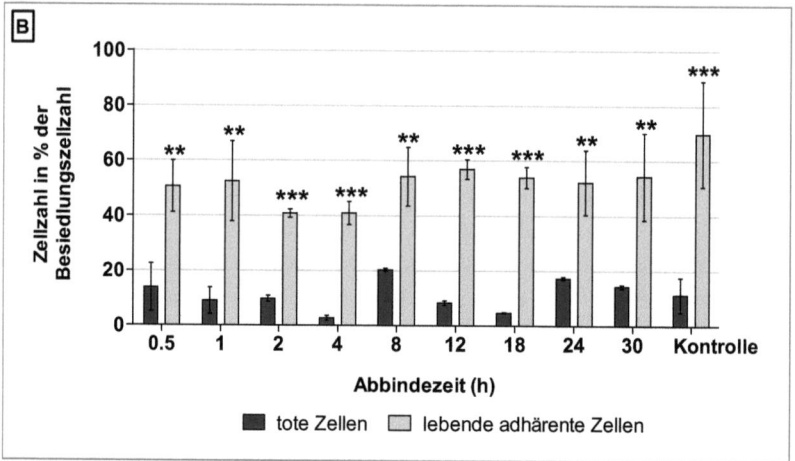

Abb. 36: Anzahl lebender adhärenter und toter Zellen nach 24 h Kultivierung auf dem frisch hergestellten unmodifizierten Basiszement in Abhängigkeit von der Abbindezeit des CPC. n = 4, Mittelwert +/- Stabw (tote Zellen ↔ lebende Zellen: ** p < 0,01, *** p < 0,001)

3.3.2.2 Einfluss des Abbindemediums auf die Adhäsion und Vitalität von hMSC

Um zu untersuchen, welchen Einfluss das Zementabbindemedium auf die Adhäsion und Vitalität von hMSC hat, wurden Proben des unmodifizierten CPC frisch hergestellt und für 25 min mit Humanserum (HS), fötalem Kälberserum (FCS), Zellkulturmedium mit 10% FCS (ZK-Medium), simulierter Körperflüssigkeit (SBF), phosphatgepufferter Salzlösung (PBS) und Millipore-Wasser (Millipore) inkubiert. Anschließend wurden die Zemente mit $2 \cdot 10^4$ Zellen pro Probe besiedelt und für 24 h inkubiert. Danach erfolgte die Bestimmung der lebenden adhärenten und der toten Zellen durch Messung der LDH-Aktivität (siehe 2.5.3.1). Als Kontrolle dienten dabei hMSC, die 24 h auf Polystyrol kultiviert wurden.

Im Vergleich zu den in FCS, ZK-Medium und SBF abgebundenen Zementen fanden sich auf den in HS, PBS und Millipore abgebundenen Zementen mehr lebende adhärente Zellen (Abb. 37). Dabei adhärierten auf den in HS abgebundenen Zementproben die meisten Zellen. Die Anzahl toter Zellen war bei allen Abbindemedien bis auf HS ungefähr genauso groß wie die der lebenden Zellen.

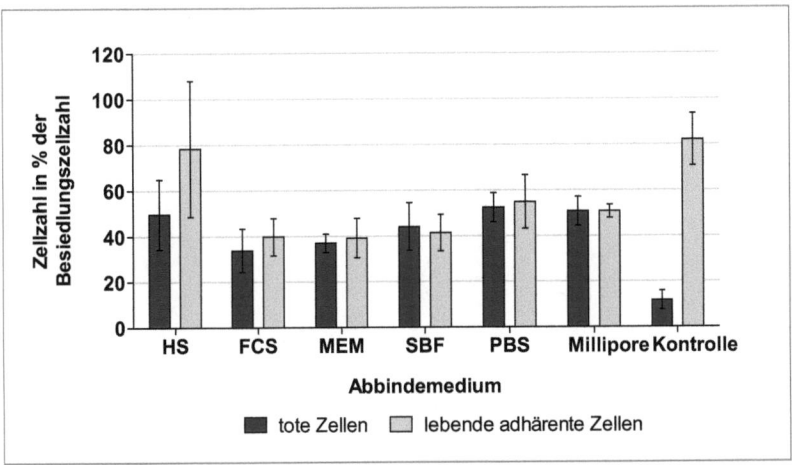

Abb. 37: Anzahl lebender adhärenter und toter Zellen nach 24 h Kultivierung auf dem frisch hergestellten unmodifizierten Basiszement in Abhängigkeit vom Abbindemedium. Die Abbindezeit betrug 25 min. n = 4, Mittelwert +/- Stabw

Ergänzend zu den biochemischen Untersuchungen wurde nach Kultivierung der hMSC für 24 h auf den Zementen eine Live/Dead-Färbung der Zellen mit Calcein AM/EthD-1 durchgeführt. Wie auch bei der biochemischen Analyse war die Anzahl toter (rot fluoreszierender) und lebender (grün fluoreszierender) Zellen auf den Zementen bei allen Abbindemedien nahezu gleich groß (Abb. 38). Während die hMSC auf den in HS, FCS, ZK-Medium und Millipore abgebundenen Zementen eine runde Form besaßen, wiesen die Zellen auf den in PBS abgebundenen Zementen eine längliche Morphologie auf. Die am weitesten fortgeschrittene Organisation des Cytoskeletts fand sich bei den in SBF abgebundenen Zementen.

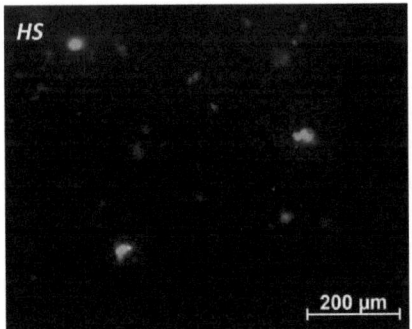
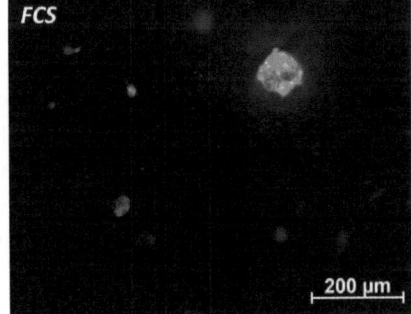

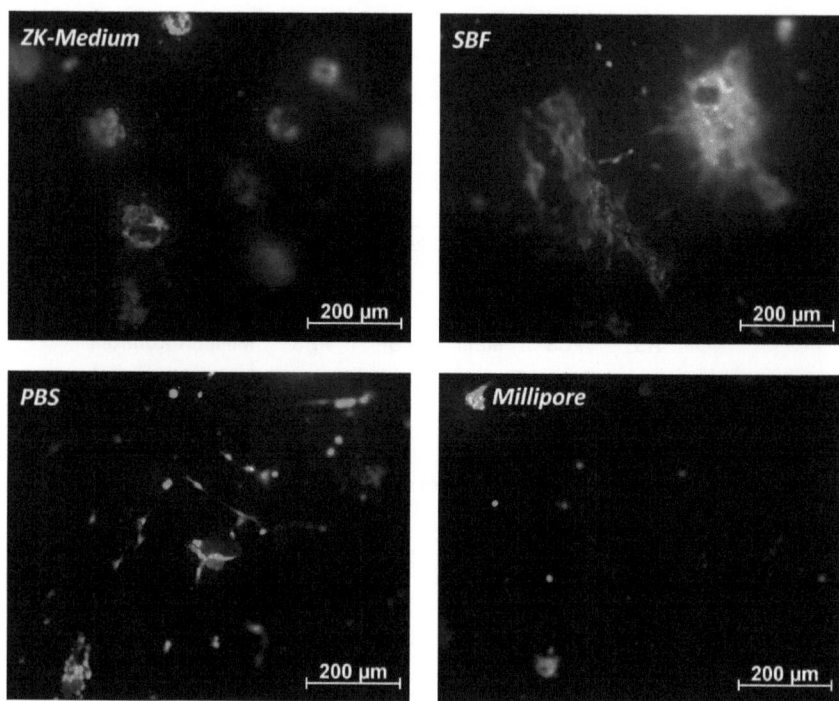

Abb. 38: FM-Aufnahmen zur Live/Dead-Färbung von hMSC auf frisch hergestellten Zementen in Abhängigkeit vom Abbindemedium (Abbindezeit 25 min) 24 h nach der Besiedlung. (Calcein AM: lebende Zellen - grün, EthD-1: tote Zellen - rot)

3.3.2.3 Adhäsion und Vitalität von hMSC auf frisch abbindenden Zementfavoriten

Zur Untersuchung des Einflusses der Modifizierungskomponenten auf die Adhäsion und Vitalität von hMSC bei Verwendung von frisch hergestellten Zementen wurden die CPC-Proben unmittelbar nach deren Herstellung mit $2 \cdot 10^4$ Zellen pro Probe besiedelt. Nach einer Inkubationszeit von 24 h erfolgte die Bestimmung der Anzahl der lebendenden adhärenten und der toten Zellen durch Messung der LDH-Aktivität. Als Kontrolle dienten hMSC, die 24 h auf Polystyrol kultiviert wurden. Beim Basiszement, sowie den Modifikationen mit Arginin und Asparaginsäure-Natriumsalz, lag die Zahl lebender adhärenter Zellen nur bei ca. 2 - 10% der Besiedlungszellzahl und damit deutlich unter der Anzahl toter Zellen. Ca. 60 - 70% der hMSC, die auf den Basiszement und den mit Asparaginsäure-Natriumsalz modifizierten Zementen ausgesät wurden, überlebten die 24-stündige Inkubation auf den frisch hergestellten Zementen nicht. Im Gegensatz dazu konnten auf den mit Cocarboxylase modifizierten Zementen mit ca. 50% der Besiedlungszellzahl signifikant mehr lebende adhärente als tote Zellen nachgewiesen werden (Abb. 39).
Zur Absicherung der Ergebnisse wurde dieser Versuch mit Zellen eines 2. Spenders wiederholt. Die Resultate waren dabei vergleichbar mit den hier beschriebenen (Daten nicht gezeigt).

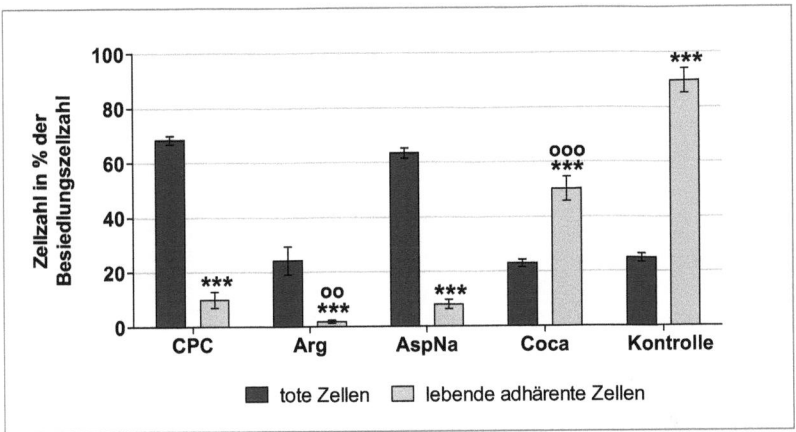

Abb. 39: Anzahl lebender adhärenter und toter Zellen auf den frisch hergestellten Zementproben nach 24-stündiger Inkubation. n = 4, Mittelwert +/- Stabw (lebende Zellen ↔ tote Zellen: *** p < 0,001; CPC ↔ CPC-Modifikation: °° p < 0,01, °°° p < 0,001)

Ergänzend zu den biochemischen Analysen wurden die frisch hergestellten Zementvarianten unmittelbar nach deren Herstellung mit hMSC besiedelt, für 24 h inkubiert und anschließend mit Calcein AM/EthD-1 gefärbt.
Abb. 40 zeigt die lebenden (grüne Fluoreszenz) und toten Zellen (rote Fluoreszenz) auf den jeweiligen Zementen. Während das Verhältnis von lebenden zu toten Zellen beim Basiszement und bei dem mit Asparaginsäure-Natriumsalz modifizierten Zement relativ ausgeglichen war, fanden sich auf der Modifikation mit Arginin überwiegend tote Zellen. Die meisten lebenden Zellen konnten auf der Modifikation mit Cocarboxylase beobachtet werden.
Auf dem mit Asparaginsäure-Natriumsalz modifizierten CPC wiesen die lebenden Zellen eine runde Form auf, wohingegen die Zellen auf den anderen Zementen schon begonnen hatten sich auszubreiten. Dabei war die Organisation des Cytoskeletts auf dem Basiszement und dem mit Cocarboxylase modifizierten CPC am weitesten fortgeschritten.

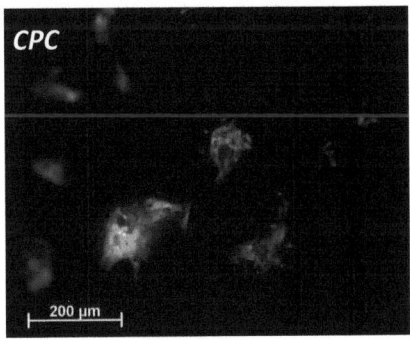
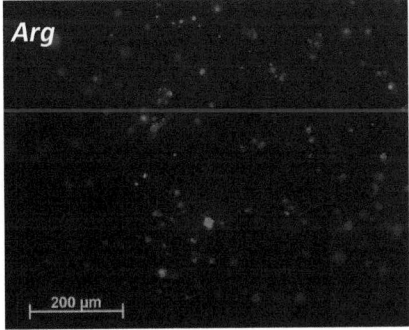

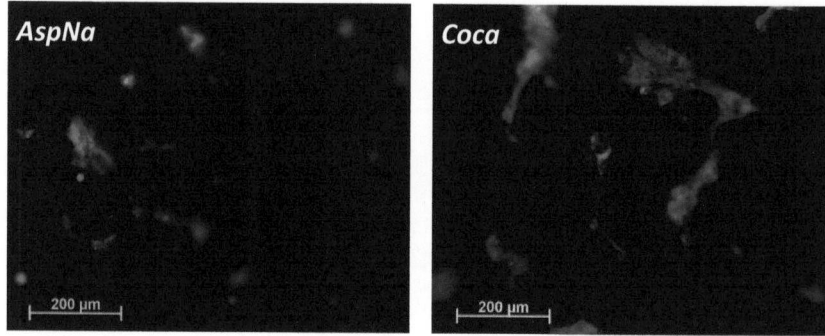

Abb. 40: FM-Aufnahmen zur Live/Dead-Färbung von hMSC auf den frisch hergestellten Zementfavoriten 24 h nach der Besiedlung. (Calcein AM: lebende Zellen - grün, EthD-1: tote Zellen - rot)

3.3.2.4 Proliferation und Differenzierung von hMSC auf frisch abbindenden Zementen

Unmodifizierter CPC

Zur Durchführung dieses Versuchs wurden die Zementproben direkt vor dem Experiment hergestellt und anschließend 30 min mit Zellkulturmedium inkubiert. Nach fünfmaligem Waschen mit Zellkulturmedium wurden die Zemente mit $1 \cdot 10^4$ Zellen pro Probe besiedelt. Die Kultivierung der Zellen auf den Zementen erfolgte über einen Zeitraum von 28 Tagen, wobei die osteogene Differenzierung der hMSC durch Zusätze zum Zellkulturmedium ab dem 3. Kultivierungstag stimuliert wurde (osteogen induzierte Zellen: OS+, nicht induzierte Zellen: OS-). Um die Zellzahl zu ermitteln, wurde die Aktivität der LDH bestimmt. Die Charakterisierung der osteogenen Differenzierung erfolgte durch Quantifizierung der spezifischen ALP-Aktivität.

Während die osteogen induzierten Zellen in der Lage waren zu proliferieren, konnte bei den nicht induzierten Zellen nahezu kein Wachstum festgestellt werden (Abb. 41A). Dennoch war es ihnen möglich, über einen Zeitraum von bis zu 28 Tagen auf dem frisch abgebundenen CPC zu überleben. Die spezifische ALP-Aktivität der osteogen induzierten Zellen stieg bis zum Ende der Kultivierungszeit an und war ab dem 7. Tag signifikant höher als die der nicht induzierten Zellen (Abb. 41B).

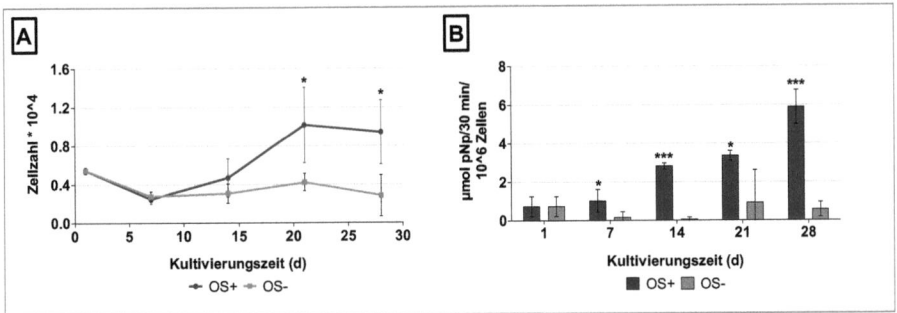

Abb. 41: Proliferation (A) und spezifische ALP-Aktivität (B) von osteogen induzierten (OS+) und nicht induzierten (OS-) hMSC auf dem frisch hergestellten unmodifizierten Basiszement. n = 4, Mittelwert +/- Stabw (OS+ ↔ OS- : * p < 0,05, *** p < 0,001)

Zementfavoriten

In einem weiteren Versuch wurde der Einfluss der Modifizierungskomponenten auf das Proliferations- und Differenzierungsverhalten der hMSC überprüft. Dazu wurden die Zementproben sofort nach deren Herstellung mit $2 \cdot 10^4$ Zellen pro Probe besiedelt und bis zu 28 Tagen inkubiert. Die osteogene Induktion erfolgte am 3. Kultivierungstag durch Zusätze zum Zellkulturmedium.

Einen Tag nach der Besiedlung waren auf dem Basiszement und dem mit Asparaginsäure-Natriumsalz modifizierten CPC ca. 25% der besiedelten Zellen adhärent. Der Zusatz von Cocarboxylase zum Basiszement führte dabei sogar zu einer Zelladhäsion von ca. 50% (Abb. 42). Im weiteren Verlauf der Kultivierung nahm die Zellzahl auf fast allen Zementmodifikationen jedoch drastisch ab. Besonders im Fall der nicht osteogen induzierten Zellen konnte keinerlei Zunahme der Zellzahl detektiert werden (Abb. 42B).

Bei den osteogen induzierten Zellen konnte nach einem deutlichen Abfall der Zellzahl in den ersten beiden Kultivierungswochen zu den späteren Zeitpunkten der Kultivierung eine Erhöhung der Zellzahl beobachtet werden, die allerdings die Anzahl der bereits am Tag 1 der Besiedlung detektierten Zellen kaum überschritt. Auf den mit Arginin modifizierten Zementen war jedoch auch im Falle der osteogen induzierten Zellen keinerlei Zellwachstum im untersuchten Zeitraum vorhanden.

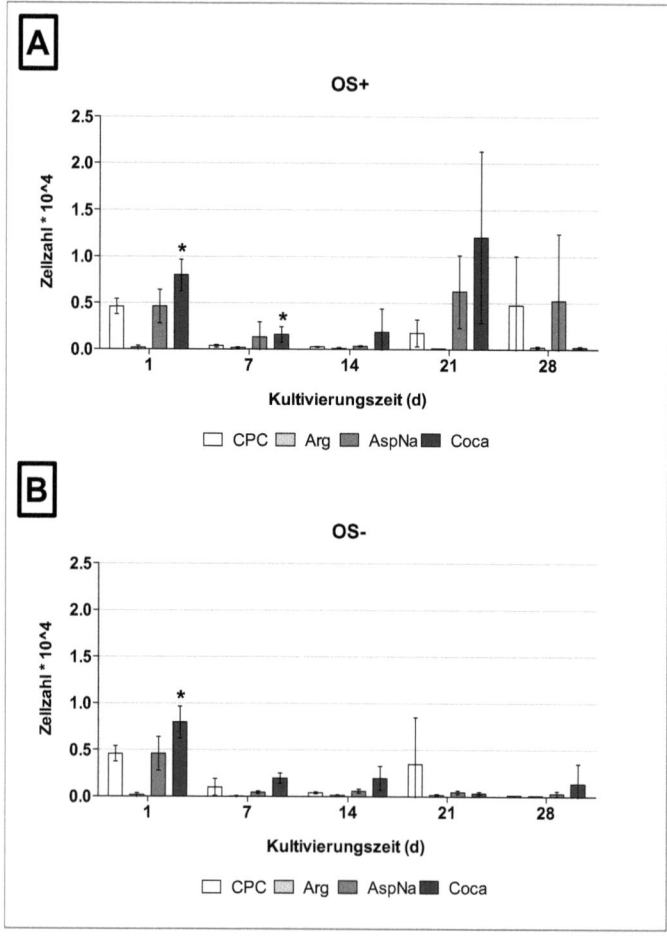

Abb. 42: Proliferation von osteogen induzierten (A) und nicht induzierten hMSC (B) auf den frisch hergestellten Zementfavoriten. n = 4, Mittelwert +/- Stabw (CPC ↔ CPC-Modifikation: * p < 0,05)

Die osteogene Differenzierung der Zellen konnte aufgrund der geringen Zellzahlen nicht zuverlässig für alle Modifikationen nachgewiesen werden (ALP-Aktivität unterhalb der Nachweisgrenze).

3.4 Experimentelle Untersuchungen zu den Pastenzementen

Bei den bisher kommerziell verfügbaren Knochenzementen handelt es sich um Pulver/Flüssigkeitszemente, deren Komponenten (Zementpulver und Abbindelösung) vom Anwender erst zu einer Paste vermischt werden müssen, um sie applizieren zu können. Eine Möglichkeit, diesen Schritt zu umgehen, ist der Einsatz von sterilisier- und lagerbaren *ready-to-use* Pastenzementen, die erst während bzw. nach der Applikation im Kontakt mit Körperflüssigkeiten aushärten. Prinzipiell bestehen die hier verwendeten Pastenzemente aus einer wasserfreien Zementpulvermischung, die in biokompatiblem Öl dispergiert ist (siehe 2.1.4). Als Emulgatoren werden dabei Lecithin und Amphisol eingesetzt.
Die Ergebnisse der Untersuchungen zum Proteinbindungsvermögen und zur Zellkompatibilität der Pastenzemente werden im folgenden Teil vorgestellt.

3.4.1 Proteinadsorption

Hinsichtlich ihrer Proteinbindungskapazität wurden zwei Einpastenzemente (1-P-CPC) und ein Zweipastenzement (2-P-CPC) untersucht. Hierfür wurden die bereits abgebundenen und ausgehärteten Pastenzementproben bis zu 14 Tage mit humanem Serum (HS) inkubiert. Dabei konnte für alle Pastenzemente und bei Inkubation mit beiden Serumkonzentrationen (0,1% und 1%) eine Zunahme der adsorbierten Proteinmenge nachgewiesen werden. Bei Inkubation der Zementproben mit 0,1%igem humanem Serum war die von dem 2-Pastenzement gebundene Proteinmenge größer als die der 1-Pastenzemente (Abb. 43A). Von den 1-Pastenzementen schien der mit Amphisol hergestellte 1-P-CPC die geringere Proteinbindungskapazität zu besitzen. Im Gegensatz dazu war bei Inkubation der Proben mit 1%igem humanem Serum die adsorbierte Proteinmenge auf dem 2-Pastenzement signifikant geringer als die auf den 1-Pastenzementen (Abb. 43B). Unterschiede hinsichtlich der Proteinbindung zwischen den beiden 1-Pastenzementen konnten bei dieser Serumkonzentration nicht festgestellt werden.

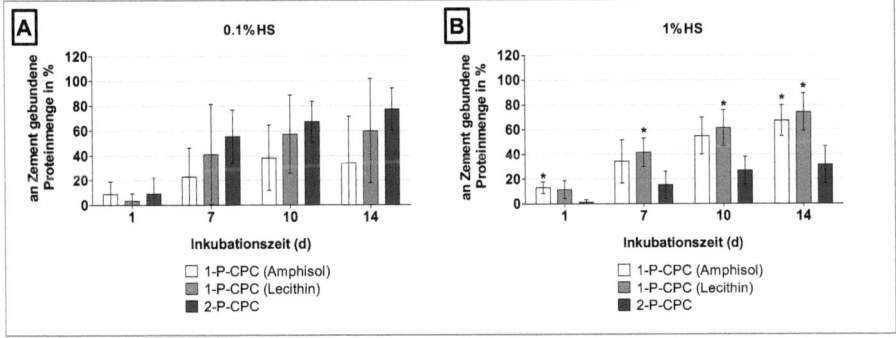

Abb. 43: Adsorption humaner Serumproteine an den Pastenzementen bei Inkubation mit 0,1% (A) und 1% humanem Serum (HS) (B). n = 3, Mittelwert +/- Stabw (1-P-CPC ↔ 2-P-CPC: * p < 0,05)

3.4.2 Zellkompatibilität

3.4.2.1 Proliferation und Differenzierung von hMSC

Für die Untersuchungen zur Proliferation und osteogenen Differenzierung von hMSC wurden der mit Lecithin hergestellte 1-Pastenzement und der 2-Pastenzement verwendet. Hierzu wurden $2 \cdot 10^5$ Zellen pro Probe auf die zuvor ausgehärteten Pastenzemente ausgesät und für 28 Tage mit und ohne osteogene Zusätze zum Zellkulturmedium kultiviert. Die osteogene Induktion erfolgte am 3. Tag nach der Besiedlung. Zur Bestimmung der Zellzahl wurde die LDH-Aktivität gemessen; die spezifische ALP-Aktivität diente zur Charakterisierung der osteogenen Differenzierung.

Proliferation

Abb. 44 zeigt die Zellzahl der osteogen induzierten (OS+) sowie der nicht induzierten (OS-) hMSC auf den beiden Pastenzementen zu verschiedenen Zeitpunkten während der Kultivierung. Dabei konnte auf dem 2-Pastenzement sowohl für die induzierten (Abb. 44A) als auch für die nicht induzierten Zellen (Abb. 44B) eine gegenüber dem 1-Pastenzement erhöhte Proliferation festgestellt werden. Unabhängig von der Pastenzementart schienen die induzierten hMSC im Vergleich zu den nicht induzierten vermehrt zu wachsen.

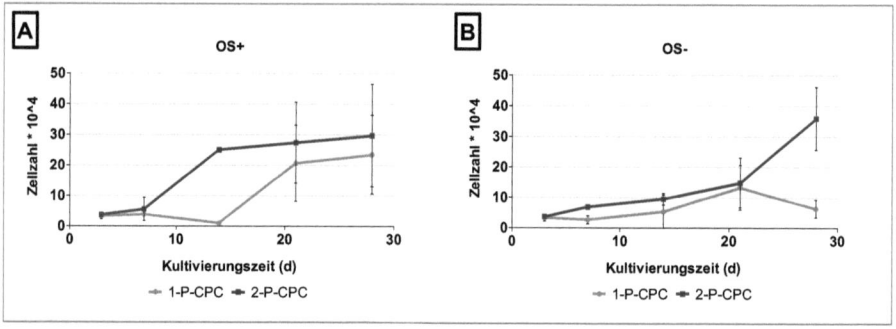

Abb. 44: Proliferation von osteogen induzierten (A) und nicht induzierten hMSC (B) auf den Pastenzementen. n = 3, Mittelwert +/- Stabw (1-P-CPC ↔ 2-P-CPC: ** p < 0,01, *** p < 0,001)

Ergänzend zur biochemischen Analyse wurden die Proben nach 2 und 14 Tagen mit Phalloidin/Alexa 488 und DAPI gefärbt, um die Morphologie der Zellen zu untersuchen (Abb. 45). Auf beiden Pastenzementarten war es den Zellen möglich zu adhärieren, wobei sie eine homogene Verteilung aufwiesen. Nach 14 Tagen konnte sowohl auf dem 1-Pastenzement, als auch auf dem 2-Pastenzement ein dichter Zellrasen beobachtet werden. Dabei zeigten die hMSC die für sie charakteristische straßenförmige Anordnung.

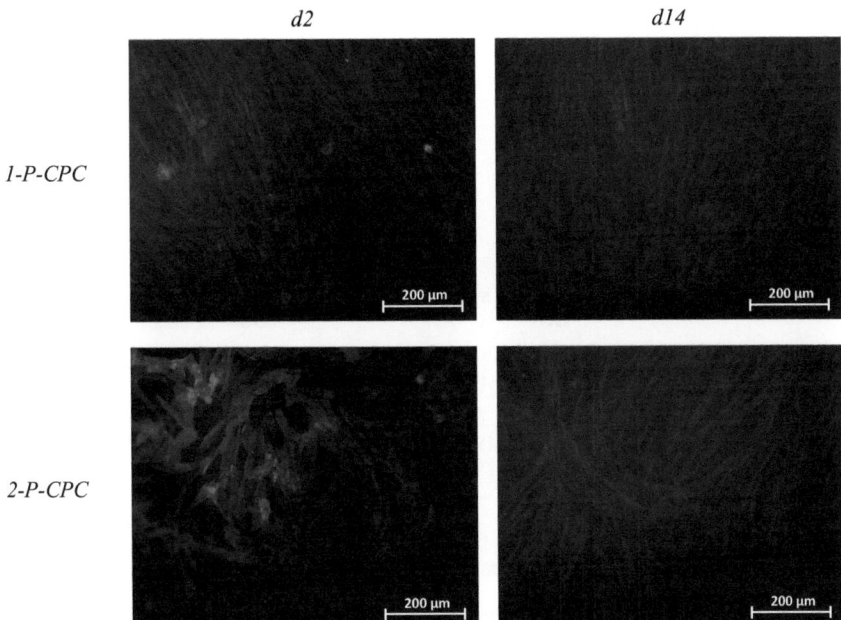

Abb. 45: FM-Aufnahmen von hMSC auf den Pastenzementen nach einer Kultivierungsdauer von 2 und 14 Tagen (Aktin: grün - Phalloidin/Alexa 488, Zellkerne: blau - DAPI)

<u>Osteogene Differenzierung</u>

Die Charakterisierung der osteogenen Differenzierung erfolgte durch Bestimmung der spezifischen ALP-Aktivität nach einer Kultivierungszeit von 14 Tagen. Bei beiden Pastenzementen wiesen die osteogen induzierten Zellen eine deutlich höhere spezifische ALP-Aktivität auf als die nicht induzierten (Abb. 46), was auf eine Differenzierung in die osteoblastäre Richtung hindeutet. Im Vergleich zum 2-Pastenzement konnten auf dem 1-Pastenzement sowohl bei den induzierten, wie auch bei den nicht induzierten Zellen höhere ALP-Werte nachgewiesen werden (signifikant für OS+).

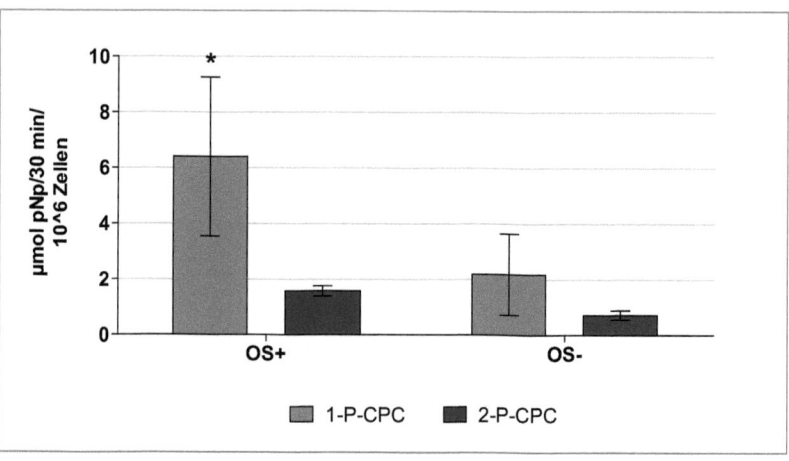

Abb. 46: Spezifische ALP-Aktivität von hMSC auf den Pastenzementen nach 14 Tagen Kultivierung. n = 3, Mittelwert +/- Stabw (1-P-CPC ↔ 2-P-CPC: * p < 0,05)

3.4.2.2 Untersuchungen mit frisch abbindenden Pastenzementen

Für die Untersuchungen zu frisch abbindenden Pastenzementen wurde der mit Lecithin hergestellte 1-Pastenzement ausgewählt. Die unter 3.4.2.1 erläuterten Untersuchungen wurden mit ausgehärteten und abgebundenen Pastenzementen durchgeführt. Bei einer klinischen Anwendung liegen die Zemente allerdings im nicht abgebundenen Zustand als injizierbare Paste in einer Spritze vor. Für den nachfolgend vorgestellten Versuch erfolgte die Herstellung der Zementproben deshalb unmittelbar vor dem Experiment. Nach unterschiedlich langer Inkubation der Zemente mit Zellkulturmedium wurden jeweils $2 \cdot 10^4$ hMSC pro Probe auf den 1-Pastenzement und den konventionellen CPC ausgesät und für 24 h kultiviert. Anschließend erfolgte die Bestimmung der lebenden adhärenten und toten Zellen durch Messung der LDH-Aktivität. Als Kontrolle dienten dabei hMSC, die 24 h auf Polystyrol kultiviert wurden.

Wurden die Zemente direkt nach deren Herstellung mit hMSC besiedelt (Abbindezeit = 0 h), konnte auf dem 1-Pastenzement im Vergleich zum konventionellen CPC mit ca. 40% eine signifikant höhere Zahl lebender und adhärenter Zellen nachgewiesen werden (Abb. 47). Nach einer Abbindezeit von 1 h bzw. 24 h waren die Zellzahlen auf beiden Zementarten vergleichbar.

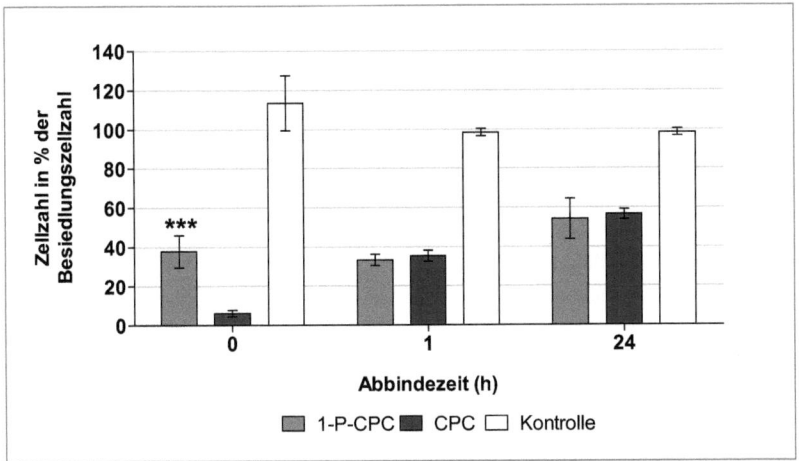

Abb. 47: Anzahl lebender adhärenter Zellen auf dem frisch hergestellten 1-Pastenzement im Vergleich zum frisch hergestellten konventionellen CPC in Abhängigkeit von der Zementabbindezeit. n = 4, Mittelwert +/- Stabw (1-P-CPC ↔ CPC: *** $p < 0{,}001$)

Bei Betrachtung der lebenden adhärenten Zellen im Vergleich zu den toten Zellen zeigte sich, dass beim 1-Pastenzement nach einer Abbindezeit von 0 h und 1 h deutlich mehr tote als lebende Zellen vorhanden waren (Abb. 48A). Nach einer Abbindezeit von 24 h konnten nahezu genauso viele lebende wie tote Zellen nachgewiesen werden. Der Anteil an toten Zellen lag beim 1-Pastenzement unabhängig von der Abbindezeit bei ca. 55% der Besiedlungszellzahl. Im Gegensatz zum 1-Pastenzement konnten auf dem konventionellen CPC nach einer Abbindezeit von 0 h mit ca. 6% nur sehr wenig lebende adhärente Zellen nachgewiesen werden (Abb. 48B). Demgegenüber lag die Anzahl toter Zellen bei ca. 50%. Nach einer Abbindezeit von 1 h bzw. 24 h war die Anzahl lebender adhärenter Zellen jedoch schon signifikant höher als die der toten Zellen. Im Vergleich zum 1-Pastenzement war der Anteil an toten Zellen auf dem konventionellen CPC ungefähr gleich groß.

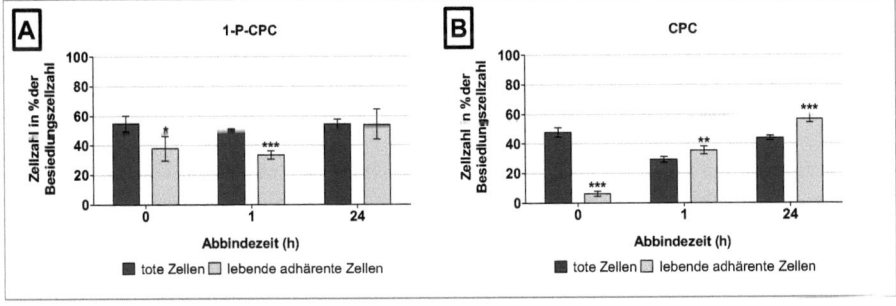

Abb. 48: Anzahl lebender adhärenter und toter Zellen auf dem frisch hergestellten 1-Pastenzement (A) und auf dem frisch hergestellten konventionellen CPC (B) in Abhängigkeit von der Zementabbindezeit. n = 4, Mittelwert +/- Stabw (lebende Zellen ↔ tote Zellen: * $p < 0{,}05$, ** $p < 0{,}01$, *** $p < 0{,}001$)

4. Diskussion

Aus der Literatur sind zahlreiche Studien bekannt, bei denen durch Modifikation von Calciumphosphatzementen (CPC) mit diversen Additiven deren Struktur, mechanische Eigenschaften und Biokompatibilität beeinflusst werden konnten (*Knepper-Nicolai et al. 2002, Blom et al. 2002, Gorst et al. 2006, Gbureck et al. 2006, Lode et al. 2007, Mai et al. 2008*). Bei einer Verwendung von CPC als Knochenersatzmaterial dürfen diese Zusatzstoffe jedoch keine schädlichen Wirkungen auf den Organismus haben und sollten idealerweise zu einer schnelleren und zuverlässigeren Heilung von Knochendefekten führen und/oder die Einheilung von orthopädischen Implantaten verbessern.

Ziel dieser Arbeit war es, aufzuklären, ob und in welcher Weise verschiedene Modifizierungskomponenten Einfluss auf die biologischen Eigenschaften - insbesondere auf Proteinadsorption und Biokompatibilität - eines CPC nehmen. Als Ausgangsmaterial diente ein Calciumphosphatzement der Firma InnoTERE GmbH (Dresden), der aus α-Tricalciumphosphat, wasserfreiem Calciumhydrogenphosphat, gefälltem Hydroxylapatit und Calciumcarbonat besteht. Dieses Basiszementpulver ist mit Flüssigkeit angemischt als Paste verarbeitbar, härtet binnen weniger Minuten aus und zeigt innerhalb einiger Tage eine nahezu vollständige chemische Umwandlung zu Hydroxylapatit. Zur Erzeugung eines Gefüges mit Hydroxylapatit-kristallen im Nanometer-Maßstab und zur Modifizierung des Basiszements wurden Cocarboxylase, Glucuronsäure, Weinsäure, Glucose-1-phosphat sowie die Aminosäuren Arginin, Asparaginsäure und Lysin verwendet. Wesentliches Auswahlkriterium für die Modifizierungskomponenten war, dass alle diese Stoffe in ihrer Molekülstruktur funktionelle anionische Gruppen besitzen, die sehr wahrscheinlich eine Wechselwirkung mit Calciumionen eingehen können und in diesem Zusammenhang auf die Umsetzung des Zementes zu Hydroxylapatit und die Morphologie der sich bildenden Hydroxylapatitkristalle wirken. Die verschieden modifizierten Zemente wurden sowohl im abgebundenen und ausgehärteten Zustand, als auch unmittelbar nach deren Herstellung hinsichtlich ihrer Proteinbindungskapazität und ihrer Biokompatibilität untersucht.

Ergänzend zu den modifizierten Pulver/Flüssigkeitszementen wurden auch neuartige *ready-to-use* Zementpasten hinsichtlich ihrer biologischen Eigenschaften getestet. Hierfür standen zwei 1-Pastenzemente und ein 2-Pastenzement zur Verfügung.

4.1 Proteinadsorption

Nach Einbringen von Implantaten oder Gewebeersatzmaterialien in den Körper wird deren Oberfläche sehr schnell mit Blut und Serumproteinen bedeckt. So zeigten Untersuchungen von *Reddi (1985)*, dass Fibronektin aus Serum innerhalb der ersten Minute nach Implantation an der Oberfläche einer Knochenersatzmatrix aus Kollagen adsorbierte. Da viele dieser an der Implantatoberfläche gebundenen Serumproteine wie z. B. Adhäsionsproteine (Fibronektin, Vitronektin, Kollagen) oder Wachstumsfaktoren (BMPs, TGFs, VEGF) direkten Einfluss auf die Zellfunktionen haben können, wurden die verschieden modifizierten Zemente zunächst auf ihr Proteinbindungsvermögen hin untersucht. Aus verschiedenen Studien ist bekannt, dass sich Hydroxylapatit (HA) besonders gut für die Adsorption von Proteinen eignet *(Fleming et al. 2001, Kilpadi et al. 2001, Ozeki et al. 2008)*, weshalb es u. a. auch in Chromatografiesäulen eingesetzt wird. Studien von *Kandori et al. (2007a)* zeigen, dass HA dabei eine besondere Bindungsaffinität für Albumin besitzt. Albumin ist das häufigste Protein im Serum und in Bezug auf eine Wechselwirkung mit Zellen relativ inaktiv. Aus diesem Grund wird es häufig zum Absättigen freier Bindungsstellen z. B. bei ELISAs oder in der Fluoreszenzmikroskopie verwendet. Durch Modifikation des HA mit verschiedenen Additiven wird nun versucht, die Bindungsaffinität gegenüber anderen, für die Zellphysiologie bedeutsameren, Proteinen zu erhöhen. Dadurch können während des Abbindens Veränderungen im Zementgefüge und in der Umsetzung zu Hydroxylapatit auftreten. Der Zusatz von Aminosäuren führt dabei z. B. zu einem verzögerten HA-Kristallwachstum, was u. a. eine Verlängerung der Abbindephasen bedingt *(Koutsopoulos et Dalas 2000, Boanini et al. 2006, Jack et al. 2007)*. Besonders ausgeprägt ist dieser Effekt laut einer Untersuchung von *Gbureck et al. (2006)* bei Arginin. Durch Zusatz von Cocarboxylase, Weinsäure, Glucose-1-phosphat, Lysin und Asparaginsäure-Natriumsalz konnte in der vorliegenden Arbeit anhand von REM-Aufnahmen eine Verfeinerung des Zementgefüges und/oder die Bildung kleinerer HA-Kristallite beobachtet werden (Abb. 6, Seite 16).

Bei Inkubation der Zemente mit humanem (HS) bzw. bovinem Serum (FCS) stieg die Menge der adsorbierten Proteine während des Inkubationszeitraums bei allen Zementvarianten stetig an. Ähnliche Ergebnisse erhielten auch *Zhao et al. (2006)* mit HA/Chitosan-Gelatine-Kompositen sowie *Bernhardt et al. (2008)* mit mineralisiertem Kollagen. Die physikalische Adsorption von Proteinen an Materialien ist dabei oft ein reversibler Prozess, wobei Adsorption und Desorption im thermodynamischen Gleichgewicht stehen *("Vromann-Effekt"; Veerman et al. 1987)*. In der vorliegenden Arbeit konnte durch Zusatz von Glucuronsäure, Weinsäure und Cocarboxylase das Bindungsvermögen des Basiszements bezüglich humaner Serumproteine signifikant verbessert werden (Abb. 11a, Seite 35). Mögliche Ursachen hierfür könnten die größere spezifische Oberfläche *(Toworfe et al. 2009, Midy et al. 2001)* und die kleineren HA-Kristallite der so modifizierten Zemente sein. Bestätigt wird diese Vermutung durch Untersuchungen der Firma InnoTERE zur spezifischen Oberfläche der verschiedenen Zementvarianten, welche folgende Reihenfolge ergaben: Glucuronsäure > Cocarboxylase > Lysin > Asparaginsäure-Natriumsalz > Arginin > Basiszement. Während bei Inkubation der abgebundenen und ausgehärteten Zemente mit humanem Serum ein positiver Effekt einiger Modifizierungskomponenten erkennbar war, konnte dieser bei Inkubation mit totalem bovinem Serum nicht beobachtet werden. Im Gegensatz zum unmodifizierten Basiszement, bei dem nach 20 Tagen eine Sättigung erkennbar war, stieg die Menge an gebundenem Protein bei den modifizierten Favoriten allerdings auch nach über 40 Tagen noch an. Bedingt durch den Zusatz der Additive wird das Gleichgewicht zwischen Adsorption und Desorption hier wahrscheinlich später als beim Basiszement erreicht. Im Gegensatz zu HS, das mit Millipore-Wasser verdünnt wurde, befand sich das FCS in einer gepufferten Lösung aus Zellkulturmedium. Die durch die Zemente in den Überständen verursachten pH-Wert-Schwankungen *(Hempel et al. 2004, Oreffo et al. 1998)* werden dadurch möglicherweise besser ausgeglichen, was die gegenüber der Inkubation mit HS veränderte Proteinadsorption erklären könnte. Auch die veränderte Inkubationstemperatur (4°C bei Inkubation mit HS, 37°C bei Inkubation mit FCS) könnte das Adsorptionsverhalten der abgebundenen Zemente beeinflusst haben. Gestützt wird diese Vermutung durch Experimente von *König et al. (unveröffentlicht)*, bei denen das Bindungsverhalten des für die Osteoklastogenese wichtigen Proteins RANK-L gegenüber dem Calciumphosphatzement Biozement D untersucht wurde. Dabei wurde festgestellt, dass die RANK-L Adsorption bei 4°C höher war als bei Raumtemperatur. Weitere Einflussfaktoren auf die Adsorption von Proteinen an Oberflächen sind neben eher unspezifischen elektrostatischen Wechselwirkungen u. a. auch die Struktur des jeweiligen Proteins und der Implantatoberfläche (*Deligianni et al. 2001*), funktionelle Gruppen auf der Biomaterialoberfläche (*Kandori et al. 2007b*) und die Ionenstärke (*Zhu et al. 2007, Shen et al. 2008*). Da es sich bei Serum um ein komplexes Proteingemisch handelt, können die bei der Proteinadsorption im Einzelnen wirksamen Mechanismen nicht eindeutig erklärt werden. Um nun genauer zu untersuchen, welchen Einfluss die Modifizierungskomponenten auf die Adsorption von Proteinen haben, müssten weitere Versuche mit einzelnen Modellproteinen wie z. B. Lysozym und BSA durchgeführt werden.

Im Vergleich zwischen abgebundenen, ausgehärteten und frisch hergestellten Zementen wiesen die direkt nach der Herstellung mit beiden Serumarten inkubierten Zemente ab einer Serumkonzentration von 1% eine 2-fach (Inkubation mit HS; Abb. 32b, Seite 61) bis 37-fach (Inkubation mit FCS; Abb. 33, Seite 62) höhere adsorbierte Proteinmenge auf. Zurückzuführen ist dieser Effekt auf die weitaus größere spezifische Oberfläche der Zemente im noch nicht abgebundenen Zustand. Dabei adsorbierten an den mit Cocarboxylase, Arginin und Asparaginsäure-Natriumsalz modifizierten frisch hergestellten Zementen z. T. signifikant mehr Proteine als am Basiszement (Abb. 34b/35, Seite 63). Eine wichtige Rolle scheinen hierbei die funktionellen Gruppen der Modifizierungskomponenten zu spielen. So ist z. B. bereits bekannt, dass die Anwesenheit von Aminogruppen ($-NH_2$) und Methylgruppen ($-CH_3$) die Adsorption des für die Zelladhäsion wichtigen Proteins Fibronektin fördert (*Advincula et al. 2005*).

Neben den Pulver/Flüssigkeitszementen wurden im Rahmen dieser Arbeit auch neuartige *ready-to-use* 1- und 2-Pastenzemente auf ihre Proteinbindungskapazität hin untersucht. Bei Inkubation der ausgehärteten Zementproben mit 0,1%igem humanem Serum war die von dem 2-Pastenzement gebundene Proteinmenge größer als die der 1-Pastenzemente (Abb. 43a, Seite 72). Die Verwendung des Emulgators Amphisol schien im Gegensatz zu Lecithin bei den 1-Pastenzementen die Bindungskapazität leicht herabzusetzen. Wurde für die Inkubation jedoch 1%iges humanes Serum verwendet, war die adsorbierte Proteinmenge auf dem 2-Pastenzement signifikant geringer als die auf den 1-Pastenzementen (Abb. 43b, Seite 72). Im Vergleich zu den Pulver/Flüssigkeitszementen erreichten die Pastenzemente nach 14-tägiger Inkubation nur eine Proteinadsorption von durchschnittlich 60%, wohingegen die Pulver/Flüssigkeitszemente bei den verwendeten Serumkonzentrationen eine Proteinadsorption von 80 - 100% aufwiesen. Möglicherweise ist dies auf das in den Pastenzementen enthaltene Öl zurückzuführen, welches auch nach vorherigem Spülen der Proben während des gesamten Inkubationszeitraumes weiter kontinuierlich freigesetzt wurde. Weitere Einflussfaktoren könnten der durch die Pastenzemente verursachte pH-Wert-Abfall (6,8 - 7,1) und die gesteigerte

Calciumionenkonzentration (> 2,4 mmol/l) im umgebenden Medium sein (*Reinstorf, unveröffentlicht*). Durch Proteine wie Fibronektin, Vitronektin, Osteocalcin, Osteopontin oder Wachstumsfaktoren kann u. a. die Adhäsion, Proliferation und Differenzierung von Zellen positiv beeinflusst werden (z. B. *Sogo et al. 2007*). Für eine umfassende Charakterisierung wurde das Bindungsvermögen der Zementfavoriten (CPC, Coca, Arg, AspNa) für ausgewählte Proteine, für die eine positive Wirkung auf Osteoblasten und die Knochenbildung bekannt ist, untersucht. Zu diesen Proteinen gehört das Knochenmatrixprotein Osteocalcin, der Knochenwachstumsfaktor BMP-2 und der Vaskularisierungsfaktor VEGF.

Osteocalcin (OC) ist das häufigste nicht-kollagene Knochenmatrixprotein und gehört mit 46 - 50 Aminosäuren und einer Molmasse von ca. 5 kDa zu den sehr kleinen Proteinen. Es wird von Osteoblasten während der Knochenneubildung exprimiert, wirkt chemotaktisch auf Monozyten und Osteoklasten und unterstützt die Adhäsion von Prä-Osteoklasten (*Chenu et al. 1994*). OC besitzt speziesabhängig zwei bis drei γ-Carboxyglutaminsäurereste (Gla-Reste), die eine sehr starke Affinität zu Calciumionen bewirken *(Hauschka 1986)*. Trotz des aus der Literatur bekannten großen Bindungsvermögens von OC in Bezug auf Calciumphosphate *(Flade et al. 2001, Hoang et al. 2003)*, konnten auf dem in dieser Arbeit verwendeten unmodifizierten CPC im Bereich bis 100 ng nur maximal 40 - 60 ng Osteocalcin pro Probe (ca. 142 - 212 ng/cm^2 ≙ 28,4 - 42,4 nmol/cm^2) adsorbiert werden (Abb. 23, Seite 51). Eine im Vergleich zum Basiszement leicht erhöhte Bindungskapazität hinsichtlich OC bewirkte dabei nur der Zusatz von Arginin und Asparaginsäure-Natriumsalz. Untersuchungen der InnoTERE GmbH zeigten, dass diese beiden Zusätze aus dem sie umgebenden Medium mehr Calciumionen aufnehmen als der unmodifizierte und der mit Cocarboxylase modifizierte CPC. Dadurch stehen auf der Oberfläche der mit Arginin und Asparaginsäure-Natriumsalz funktionalisierten Zemente wahrscheinlich mehr Calciumionen und damit auch mehr OC-Bindungsstellen zur Verfügung.

Bone morphogenetic proteins (BMPs) sind multifunktionelle Zytokine, die zur TGF-β Superfamilie gehören *(Riley et al. 1996)*. Bei BMP-2 handelt es sich um ein Glykoprotein mit 230 Aminosäuren und einer Molmasse von ca. 26 kDa, welches eine wichtige Rolle bei der Entwicklung von Knochen und Knorpel spielt. Es kann die osteoblastäre Differenzierung in vielen Zelltypen induzieren *(Marie et al. 2002)* und dadurch die Heilung von Knochendefekten beschleunigen *(Toriumi 1991, Yasko 1992, Gerhart 1993, Geiger 2003, Khan 2004)*. Es wurde eine große Anzahl an BMP-2-Bindungsstellen nicht nur in osteoblastären Zellen, sondern auch in verschiedenen anderen Zellarten wie z. B. Fibroblasten, Keratinozyten, Nierenendothelzellen und Tumorzellen gefunden *(Iwasaki 1995)*. Zur Untersuchung der Adsorptionskapazität wurde der unmodifizierte Basiszement mit bis zu 100 ng BMP-2 pro Probe (ca. 354 ng/cm^2 ≙ 13,6 nmol/cm^2) inkubiert. Im gesamten untersuchten Konzentrationsbereich war dabei keine Sättigung erkennbar, was auf eine hohe Bindungsaffinität des CPC bezüglich BMP-2 hindeutet (Abb. 24, Seite 52). Durch die Modifikation des Basiszements mit Arginin und Asparaginsäure-Natriumsalz konnte diese Bindungsaffinität z. T. noch deutlich gesteigert werden. *Dong et al. (2007)* untersuchten das Bindungsverhalten von BMP-2 gegenüber Hydroxylapatit und konnten zeigen, dass vorrangig die drei funktionellen

Gruppen -OH, -NH$_2$ und -COO$^-$ des BMP-2 über die Bildung von Wasserstoffbrückenbindungen mit der HA-Oberfläche interagieren. Die Adsorption von BMP-2 erfolgt dabei sehr schnell während der ersten Minuten, wobei das Adsorptionsgleichgewicht ungefähr vier Stunden nach Beginn der Inkubation erreicht ist *(Boix et al. 2005)*. Beeinflusst werden kann die Bindung von BMP-2 durch die Calcium- und Phosphationenkonzentration des umgebenden Mediums. Untersuchungen von *Boix et al. (2005)* zeigten, dass eine Erhöhung der Calciumionenkonzentration die Adsorption von BMP-2 fördert, wohingegen hohe Phosphationenenkonzentrationen diese inhibieren.

Ein für die Knochenheilung sehr wichtiger Prozess ist die Angiogenese (Bildung neuer Blutgefäße). Die Regulation der Angiogenese erfolgt über eine Vielzahl von Wachstumsfaktoren, wobei der Vascular Endothelial Growth Factor (VEGF) eine Schlüsselfunktion besitzt *(Ferrara et Davis-Smyth 1997)*. So konnte nachgewiesen werden, dass VEGF stimulierend auf die chemotaktische Migration von Osteoklasten *(Engsig et al. 2000)*, Monozyten *(Clauss et al. 1990, Barleon et al. 1996)*, Osteoblasten *(Midy et Plouet 1994, Mayr-Wohlfart et al. 2002)* und mesenchymalen Vorläuferzellen *(Fiedler et al. 2005)* wirkt und zudem die osteoklastäre *(Kaku et al. 2001)* und osteoblastäre *(Deckers et al. 2000, Mayer et al. 2005)* Differenzierung fördert. Das in dieser Arbeit verwendete rekombinant hergestellte humane VEGF besitzt zwei identische Ketten zu je 165 Aminosäuren und eine Molmasse von ca. 38 kDa. Wie bei Osteocalcin wurde auch bei Inkubation des unmodifizierten Basiszements mit VEGF das Bindungsmaximum bei ca. 40 ng pro Probe (ca. 142 ng/cm^2 ≙ 3,7 nmol/cm^2) beobachtet (Abb. 25, Seite 52). Auf reinem Ti6Al4V konnten dagegen nur maximal 85 ng/cm^2 adsorbiert werden *(Wolf-Brandstetter et al. 2006)*. Die mit Arginin und Cocarboxylase modifizierten Zemente wiesen gegenüber dem Basiszement eine leicht höhere Menge an gebundenem VEGF auf. *Midy et al. (2001)* inkubierten Hydroxylapatit- und Calciumcarbonatpulver mit VEGF, wobei das Bindungsmaximum schon nach einer Stunde erreicht war und die adsorbierte Proteinmenge proportional zur spezifischen Oberfläche der Materialien anstieg. Im Falle der Cocarboxylase-modifizierten Zemente könnte die gegenüber dem Basiszement größere spezifische Oberfläche eine erhöhte VEGF-Adsorption erklären. Da der mit Arginin modifizierte CPC jedoch über eine annähernd gleich große spezifische Oberfläche wie der Basiszement verfügt, spielen hier wahrscheinlich elektrostatische Wechselwirkungen die größere Rolle.

Zusammenfassend kann gesagt werden, dass die Modifizierung des Basiszements dessen Proteinbindungskapazität beeinflusste. Dabei führte sowohl der Zusatz von Cocarboxylase als auch der von Arginin und Asparaginsäure-Natriumsalz zu einer erhöhten Adsorption von Serumproteinen. Die Bindungsaffinität des Basiszements gegenüber OC, BMP-2 und VEGF konnte durch Funktionalisierung mit Arginin gesteigert werden. Während die Modifizierung mit Cocarboxylase nur die VEGF-Adsorption förderte, bewirkte der Zusatz von Asparaginsäure-Natriumsalz eine Erhöhung der OC- und BMP-2-Adsorption.

Die in dieser Arbeit untersuchten Pastenzemente waren in der Lage, Proteine aus dem Serum zu binden; sie zeigten allerdings im Vergleich zu den herkömmlichen Pulver/ Flüssigkeitszementen eine geringere Proteinbindungsaffinität.

4.2 Biokompatibilität

Abgebundene, ausgehärtete Zemente

Für das Einwachsen eines Implantats bzw. die Heilung eines Knochendefekts ist es essentiell, dass die Adhäsion, Proliferation und Differenzierung der für den Kochenauf- und -umbau wichtigen Zellen durch das Einbringen des Fremdmaterials in den Körper nicht behindert wird. Das Ziel vieler Studien ist es daher, Biomaterialien bzw. Implantate zu entwickeln, die die natürliche Regenerationsfähigkeit des Knochens unterstützen und im Idealfall sogar fördern. Wie unter 4.1.1 bereits erwähnt, adsorbiert an Biomaterialien nach ihrer Implantation in den Körper zunächst eine Vielzahl von Proteinen. Innerhalb dieses Proteingemisches sind Fibronektin und Vitronektin die für die Adhäsion von Zellen wichtigsten Glykoproteine. Sie enthalten die Aminosäuresequenz Arg-Gly-Asp (RGD-Sequenz), die mit Rezeptoren (Integrinen) in der Zellmembran interagiert und so die Adhäsion der Zellen ermöglicht *(Kilpadi et al. 2001, Advincula et al. 2005)*. Die Integrin-vermittelte Zelladhäsion initiiert dabei eine Kaskade von Ereignissen, die strukturelle Änderungen wie Zellausbreitung, Zytoskelettorganisation oder Proteinexpression in den Zellen fördert *(Advincula et al. 2005)*. Osteoblasten und deren Vorläufer gehören zu den „anchorage-dependent cells", deren Überleben direkt von solch einer Integrin-vermittelten Bindung abhängt *(Wilson et al. 2005, Wang et al. 2009)*. So konnte z. B. in einer Studie von *Grigoriou et al. (2005)* gezeigt werden, dass die Modifikation einer Silikonmembran mit einem RGD-Peptid im Vergleich zur unmodifizierten Membran die Apoptose von MC3T3-E1 Zellen verhindern kann.

Da die Adhäsion für das Überleben und die Entwicklung der „anchorage-dependent cells" eine so wichtige Rolle spielt, wurde zunächst das Adhäsionsverhalten von Osteoblasten (hFOB 1.19) und deren Vorläufern (hMSC) gegenüber den verschieden modifizierten Zementen untersucht. Dabei verhielten sich die zwei Zellsorten z. T. recht unterschiedlich. Bei Verwendung der hFOB 1.19 führten die Modifizierungszusätze Cocarboxylase, Glucuronsäure, Weinsäure und Glucose-1-phosphat in Abhängigkeit von ihrer Konzentration zu einer vermehrten initialen Adhäsion (Abb. 14, Seite 39). Erfolgte die Besiedlung dagegen mit hMSC, konnten neben den mit Cocarboxylase auch auf den mit Arginin und Asparaginsäure-Natriumsalz modifizierten Zemente mehr Zellen nachgewiesen werden (Abb. 15, Seite 40). Da Zellen einer Zelllinie, wie hier die hFOB 1.19, genetisch verändert sind, können sie immer nur als Modell für Osteoblasten fungieren. Deshalb und aufgrund ihrer bedeutsamen Rolle bei der Knochenheilung *in vivo* wurden für die weiteren Untersuchungen der Zementfavoriten hMSC verwendet. Um die Variabilität dieser primären Zellen zu kompensieren, wurden im Rahmen dieser Arbeit Zellen von zwei verschiedenen Spendern getestet. Hierbei zeigte bei Zellen beider Spender vor allem die Modifizierung mit Cocarboxylase einen die Adhäsion von hMSC fördernden Effekt (Abb. 26, Seite 53f). Da die Adhäsion von Zellen über die Interaktion von Integrinen in der Zellmembran mit spezifischen Adhäsionsproteinen (Fibronektin, Vitronektin, Kollagen) vermittelt wird, ist sie damit primär von der Adsorption dieser Proteine an Oberflächen abhängig *(Wilson et al. 2005)*. Im Gegensatz zu Titan oder Stahl kann Hydroxylapatit wesentlich mehr Fibronektin/Vitronektin binden, was in Untersuchungen von *Kilpadi et al. (2001)* zu einer vermehrten Adhäsion von hMSC und Osteoblastenvorläuferzellen führte. Auch in Studien von *El-Ghannam et al. (1999)* und *Sogo et al. (2007)* förderte das Vorhandensein von Fibronektin die Adhäsion von Osteoblasten und hMSC. Bedingt durch die gegenüber den anderen Zementvarianten größere spezifische Oberfläche ist der Cocarboxylase-modifizierte CPC wahrscheinlich in der Lage, mehr Fibronektin und/oder Vitronektin zu binden, was zu der erhöhten Zelladhäsion führt.

Durch Vorinkubation der Zementproben mit humanem Serum konnte die Zahl der adhärenten Zellen bei allen Zementvarianten um das 2 - 4-fache erhöht werden, wobei auch hier der Zusatz von Cocarboxylase besonders die initiale Adhäsion der hMSC förderte. Zurückzuführen ist dieser Effekt auf die vermehrte Adsorption von Adhäsionsproteinen an den Zementen vor der Besiedlung mit Zellen. Ähnliche Ergebnisse erhielten auch *Schönmeyr et al. (2008)* und *Sawyer et al. (2007)*, die auf Serum-beschichtetem Hydroxylapatit im Vergleich zu unbeschichtetem sowohl eine signifikant höhere Zellzahl, als auch eine weiter fortgeschrittene Zytoskelettorganisation von hMSC nachweisen konnten. Zusätzlich zu dem Vorhandensein von Adhäsionsproteinen beeinflusst auch die chemische Struktur der Oberflächen das Verhalten von Zellen. Während Arginin und Asparaginsäure-Natriumsalz über Amino- ($-NH_2$) und Carboxylgruppen (-COOH) verfügen, besitzt Cocarboxylase neben einer Aminogruppe auch noch Methyl- und Phosphatgruppen, die die Adhäsion fördern könnten. *Maekawa et al. (2008)* konnten so z. B. durch Funktionalisierung von Titan mit Polyphosphorsäure und Orthophosphorsäure die Adhäsion und Proliferation von Maus-Osteoblasten erhöhen. Wie Studien von *Advincula et al. (2005)* zeigen, steht die Zelladhäsion in direktem Zusammenhang mit Ereignissen, die strukturelle Änderungen in den Zellen fördern. Ein Wachstum der Zellen ist deshalb nur möglich, wenn sie auch in der Lage sind, sich auszubreiten *(Grigoriou et al. 2005)*. Bei Kultivierung der mit hFOB 1.19 besiedelten Zemente über einen Zeitraum von 28 Tagen steigerte der Zusatz von Cocarboxylase, Glucuronsäure und Weinsäure die Proliferation der Zellen (Abb. 16a, Seite 41). Eine gegenüber dem Basiszement höhere spezifische ALP-Aktivität der hFOB 1.19 konnte auf den mit Glucuronsäure, Weinsäure und Glucose-1-phosphat modifizierten Zementen nachgewiesen werden (Abb. 19a, Seite 44). Unabhängig von einer vorherigen Seruminkubation der Zementproben zeigten hMSC des Spenders 2 auf den Cocarboxylase- und Arginin-modifizierten Zementen eine im Vergleich zum Basiszement gesteigerte Proliferation (Abb. 29, Seite 58). Durch die Modifizierung von resorbierbaren PCL-Nanofasern mit Arginin konnte auch bei Mausendothelzellen die Proliferation erhöht werden *(Klee et al. 2008)*. Der proliferationsfördernde Einfluss des Vitamin B_{12}-Derivats Cocarboxylase lässt sich vermutlich u. a. auf das Vorhandensein von Phosphatgruppen zurückführen. Bestätigt wird diese Annahme durch Untersuchungen von *Kim et al. (1996)*, in denen der Zusatz von Vitamin B_{12} das Wachstum von hMSC förderte. Da durch Vorinkubation der Zementproben mit humanem Serum die Zelladhäsion gesteigert werden konnte, lag die Vermutung nahe, dass dadurch auch die Zellproliferation positiv beeinflusst werden könnte. Im Gegensatz dazu und zu Versuchen von *Schönmeyr et al. (2008)*, die in ihren Experimenten serumbeschichtetes Hydroxylapatit und Osteoblasten verwendeten, förderte eine vorherige Beschichtung der Zementproben mit Serumproteinen das Wachstum der in dieser Arbeit verwendeten hMSC jedoch nicht signifikant (Abb. 28/29, Seite 57f).

Die osteogene Differenzierung der Zellen konnte auf allen Zementfavoriten und bei beiden Spendern eindeutig anhand der spezifischen ALP-Aktivität nachgewiesen werden. Die Modifikation eines Hydroxylapatitzements mit Asparagin unterstützte bei *Boanini et al. (2006)* die Proliferation von humanen osteoblastenähnlichen Zellen (MG-63) und förderte deren osteogene Differenzierung. Bei (OS+)-Zellen des Spenders 1 führte der Zusatz von Cocarboxylase und Asparaginsäure-Natriumsalz zwar auch zu einer gegenüber dem Basiszement signifikant höheren spezifischen ALP-Aktivität, beeinträchtigte allerdings das Wachstum der osteogen induzierten hMSC. Aus Studien von *Knabe et al. (2000)* ist bekannt, dass Calciumphosphatzemente wie Biozement H und F neben der Absenkung der Calciumionenkonzentration auch eine Erhöhung der Phosphationenkonzentration und eine Verringerung des pH-Werts im umgebenden Medium bewirken. Diese Veränderung der Umgebungsbedingungen führte, wie bei den hier untersuchten Cocarboxylase und Asparaginsäure-Natriumsalz modifizierten Zementen, auch bei *Oreffo et al. (1998)* zu reduziertem Zellwachstum und einer gesteigerten Differenzierung der Zellen. Entgegen neuen Untersuchungen von *Kasten et al. (2008)*, die den Einfluss von Plasma auf die Proliferation und osteogene Differenzierung von hMSC auf verschiedenen Calciumphosphat-Materialien testeten, konnte durch Funktionalisierung der Zementproben mit Serumproteinen die spezifische ALP-Aktivität der hMSC (Spender 2) bei allen Varianten ca. um das Doppelte erhöht werden (Tab. 25, Seite 60). Allerdings muss hier berücksichtigt werden, dass dieser Effekt spenderabhängig war und so eine allgemeine Aussage bzgl. der differenzierungsfördernden Wirkung von adsorbierten Serumproteinen nicht möglich ist.

Frisch hergestellte, nicht abgebundene Zemente

In vitro Untersuchungen zur Biokompatibilitätstestung von Calciumphosphatzementen werden fast ausnahmslos mit bereits abgebundenen und ausgehärteten Zementproben durchgeführt. Bei einer klinischen Anwendung wie z. B. dem Füllen eines Knochendefekts muss der Zement jedoch als formbare Paste vorliegen, um eine Injektion in den Defekt zu ermöglichen. Dazu wird das Zementpulver direkt vor der Operation mit der jeweiligen Abbindelösung vermischt und unmittelbar danach appliziert. Dabei darf der nun beginnende Abbindeprozess des Zements *in vivo* keine Schädigung des umliegenden Gewebes verursachen. Im Rahmen dieser Arbeit wurde daher der Einfluss der Zementabbindereaktion in verschiedenen Medien auf die Zellfunktionen von hMSC untersucht. Aus der Literatur sind bisher nur sehr wenige Studien bekannt, die sich mit der Reaktion von Zellen in Gegenwart von frisch hergestellten Zementen beschäftigen. *Simon et al. (2004)* verwendeten einen aus Tetracalciumphosphat (TTCP) und Monetit (DCPA) hergestellten Calciumphosphatzement und besiedelten diesen direkt nach dessen Herstellung mit Zellen der murinen osteoblastenähnlichen Zelllinie MC3T3-E1. Nach Inkubation über Nacht konnten auf den Zementen ausschließlich tote Zellen nachgewiesen werden. Im Gegensatz dazu wirkte der gleiche Zement im abgebundenen Zustand nicht mehr zytotoxisch. Daher wird vermutet, dass der Grund für das Zellsterben die Zement-Abbindereaktion war. Diese Reaktion umfasst die initiale Auflösung der Calciumphosphatpartikel, was Schwankungen des pH-Werts und der Ionenstärke nach sich zieht (*Simon et al. 2004*).

Um nun zu untersuchen, welchen Einfluss die Abbindereaktion des in dieser Arbeit verwendeten Zements auf die Adhäsion und Vitalität von hMSC hat, wurden Proben des unmodifizierten CPC frisch hergestellt, unterschiedlich lang (0 - 30 h) mit Zellkulturmedium inkubiert und anschließend mit hMSC besiedelt. Im Gegensatz zu *Simon et al. (2004)* überlebten ca. 10% der auf die Zemente ausgesäten Zellen die 24-stündige Inkubation auch ohne vorheriges Abbinden der Zemente in Zellkulturmedium (t = 0; Abb. 36, Seite 64f). Während bis zu einer Abbindezeit von 25 min vor der Zellbesiedlung mehr bzw. genauso viele tote wie lebende adhärente Zellen nachgewiesen werden konnten, überwog ab einer Abbindezeit von 30 min vor der Zellbesiedlung die Anzahl lebender adhärenter Zellen. Eine weitere Verlängerung der Abbindezeit führte allerdings zu keiner vermehrten Zelladhäsion bzw. Zellvitalität. Bei α-TCP-Zementen, die nach unterschiedlich langer Abbindezeit in SBF und nach Vermahlung der Proben zu Pulvern in Kontakt mit CHO-Zellen (Chinese Hamster Ovary Cells) gebracht wurden, konnte ebenfalls eine zytotoxische Wirkung nachgewiesen werden. Diese nahm jedoch mit steigender Zementabbindezeit ab *(dos Santos et al. 2002)*. Ein wesentlicher Einflussfaktor hierbei scheint der pH-Wert des Mediumüberstandes zu sein. Lag dieser am Anfang noch bei ca. 6, näherte er sich, je länger die Zemente in SBF abbinden konnten, immer mehr dem physiologischen pH-Wert *(dos Santos et al. 2002)*.

Da adsorbierte Proteine für Zellfunktionen eine sehr wichtige Rolle spielen, wurde auch der Einfluss des Abbindemediums untersucht. Hierzu wurden die frisch hergestellten Zemente vor der Besiedlung mit hMSC 25 min mit humanem Serum, fötalem bovinem Serum, Zellkulturmedium, welches 10% FCS enthielt, SBF, PBS und deionisiertem Wasser inkubiert. In Übereinstimmung mit den Versuchen zur Abbindezeit war unabhängig vom Abbindemedium auf allen Zementproben ca. die Hälfte der ausgesäten Zellen adhärent und am Leben (Abb. 37, Seite 66). Die höchste Anzahl lebender adhärenter Zellen fand sich dabei mit ca. 80% auf den Zementen, die mit humanem Serum behandelt worden waren. Zurückführen lässt sich dies wahrscheinlich auf die große Menge an gebundenen Proteinen (siehe 4.1.1). Überraschenderweise war die Organisation des Zellzytoskeletts dagegen auf den in SBF abgebundenen Zementen am weitesten fortgeschritten.

Im Folgenden wurde nun der Einfluss der Modifizierungskomponenten Cocarboxylase, Arginin und Asparaginsäure-Natriumsalz auf die Adhäsion und Vitalität von hMSC untersucht. Dazu wurden die Zementvarianten direkt nach deren Herstellung mit den Zellen besiedelt, um die klinische Situation so gut wie möglich zu simulieren. Auf dem Basiszement und den mit Arginin und Asparaginsäure-Natriumsalz modifizierten Zementen überlebten dabei nur ca. 2 - 10% der ausgesäten hMSC (Abb. 39, Seite 68). Der Zusatz von Cocarboxylase dagegen führte zu einer mit ca. 50% signifikant höheren Anzahl lebender adhärenter Zellen und zu einer im Vergleich zu den anderen Zementmodifikationen weiter fortgeschrittenen Organisation des Zellzytoskeletts (Abb. 40, Seite 69). Wie Untersuchungen der InnoTERE GmbH zeigen, senken alle Zementkomposite einschließlich des Basiszements den Calciumgehalt im umgebenden Medium aufgrund der ablaufenden Zementumsetzung zu Hydroxylapatit deutlich ab. Dies geschieht allerdings in unterschiedlichem Maße. Die geringste Calciumionenkonzentration (< 1 mmol/l) fand sich bei den mit Arginin und Asparaginsäure-Natriumsalz modifizierten Zementen, gefolgt von der des unmodifizierten Basiszements (ca. 1,2 mmol/l). Der Zusatz von Cocarboxylase führte dagegen zu einer geringeren Reduzierung (auf ca.

1,5 mmol/l). Dies ist zellphysiologisch günstiger, da schon bei Calciumionenkonzentrationen von < 1,8 mmol/l die Proliferation von Zellen beeinträchtigt wird *(Liu et al. 2009)*. Durch die Verwendung von Dinatriumhydrogenphosphatlösung als wässrige Komponente der Zemente, findet am Anfang ein starker Phosphationeneintrag statt. Dieser Überschuss wird abgegeben, wodurch die Phosphationenkonzentration im umgebenden Medium steigt. Zemente mit Arginin und Asparaginsäure-Natriumsalz setzen dabei mehr Phosphat als der Basiszement oder der CPC mit Cocarboxylase frei. Möglicherweise sind bei diesen Zementen die Oberflächen der Calciumphosphate schon durch funktionelle Gruppen der Modifizierungskomponenten abgesättigt, sodass keine freien positiven Ladungen mehr vorhanden sind, an denen überschüssige Phosphationen binden können *(Reinstorf, unveröffentlicht)*. Untersuchungen von *Liu et al. (2009)* und *Knabe et al. (2000)* zeigen, dass hohe extrazelluläre Phosphatkonzentrationen das Zellwachstum inhibieren oder sogar zur Apoptose von Zellen führen können. Zusammen mit der niedrigen Calciumionenkonzentration könnte dies als Erklärung für die geringe Überlebensrate der Zellen auf den mit Arginin und Asparaginsäure-Natriumsalz modifizierten Zementen dienen.

Wurden die hMSC über einen längeren Zeitraum auf dem frisch hergestellten Basiszement kultiviert, so konnte, im Gegensatz zum bereits vorher abgebundenen Zement, ein Zellwachstum nur für die osteogen induzierten Zellen beobachtet werden. Dennoch war es auch den nicht induzierten Zellen möglich, über einen Zeitraum von bis zu 28 Tagen auf dem frisch abbindenden Zement zu überleben (Abb. 41, Seite 70). Auf dem Basiszement konnte zudem eine osteogene Differenzierung der hMSC anhand der spezifischen ALP-Aktivität eindeutig nachgewiesen werden. Während bei den modifizierten Zementen einen Tag nach der Besiedlung ca. 25-50% der ausgesäten Zellen adhärent und lebend waren, nahm die Zellzahl auf allen Zementvarianten im weiteren Verlauf der Kultivierung jedoch drastisch ab. Dabei konnte besonders bei den Zementen mit Arginin keinerlei Zellwachstum detektiert werden. Die bei der Umsetzung des CPC zu Hydroxylapatit ablaufenden chemischen Reaktionen verändern die Umgebungsbedingungen solange, bis die Zementumsetzung abgeschlossen ist. Durch Zusatz der Modifizierungskomponenten kann diese Umsetzungsreaktion wahrscheinlich beeinflusst werden, wodurch z. B. zusätzliche intermediäre Phasen wie Octacalciumphosphat (OCP) oder Brushit (DCPD) entstehen können *(Reinstorf, unveröffentlicht)*. OCP und DCPD wandeln sich zwar im Verlauf der Zeit auch zu Hydroxylapatit um; allerdings wird dadurch möglicherweise die Reaktion der Zellen beeinflusst. Selbst geringe Änderungen im extrazellulären pH-Wert können dann z. B. zu signifikanten Veränderungen der Zellphysiologie führen *(Kaysinger et al. 1998, Kohn et al. 2001)*. Bei den bisher erläuterten Versuchen muss zudem unbedingt berücksichtigt werden, dass die Kultivierung der Zellen unter statischen Bedingungen erfolgte. Dadurch ist ein stetiger Stoffaustausch (Abtransport schädlicher Stoffe, Zufuhr von Nährstoffen etc.), wie er *in vivo* vorkommt, nicht möglich. Um die *in vivo* Situation noch besser zu simulieren, müssten die Zell-Zementkonstrukte unter dynamischen Bedingungen (z. B. in der Perfusionskultur) kultiviert werden. Generell stellt die in dieser Arbeit angewandte Methode jedoch eine Möglichkeit dar, Calciumphosphatzemente *in vitro* noch besser zu charakterisieren, womit Tierstudien zur Testung dieser Materialien eventuell reduziert werden könnten.

Pastenzemente

Zusätzlich zu den herkömmlichen Pulver/Flüssigkeitszementen wurden im Rahmen dieser Arbeit auch neuartige *ready-to-use* Zementpasten bezüglich ihrer Biokompatibilität untersucht. Aus der Literatur sind bereits einige solcher „premixed CPC" bekannt, die ebenfalls lagerbar sind und erst beim Kontakt mit wässrigen Flüssigkeiten aushärten. Diese „premixed CPC" bestehen im Prinzip aus einem Zementpulver, einer nicht-wässrigen Flüssigkeit, einem Abbindebeschleuniger und einem Geliermittel. Als nicht-wässrige Flüssigkeit wird dabei im Gegensatz zu den hier untersuchten Pastenzementen meist Glycerol *(Takagi et al. 2003)*, Polypropylenglycol *(Carey et al. 2005)* oder Polyethylenglycol *(Xu et al. 2007)* verwendet. Zellversuche mit bereits abgebundenen Zementen zeigten dabei keine toxische Wirkung auf MC3T3-E1 Zellen *(Carey et al. 2005, Xu et al. 2007)*. Die in dieser Arbeit verwendeten Pastenzemente wurden sowohl im abgebundenen und ausgehärteten Zustand, als auch direkt nach ihrer Herstellung mit hMSC besiedelt und das Verhalten der Zellen analysiert. HMSC, die über einen Zeitraum von 28 Tagen auf den ausgehärteten Pastenzementen kultiviert wurden, zeigten auf dem 2-Pastenzement eine gegenüber dem 1-Pastenzement erhöhte Proliferation (Abb. 44, Seite 73). Möglicherweise ist die Ursache dafür der bei 1- und 2-Pastenzementen unterschiedliche Gehalt an Tween-80. Denn im Gegensatz zum 1-Pastenzement (3%) enthält der 2-Pastenzement mit nur 2% weniger des Detergenz´. Bestätigt wird diese Vermutung durch neue Untersuchungen von *Lode et al. (unveröffentlicht)*, bei denen der direkte Zusatz von Tween-80 zum Medium ebenfalls zu einer reduzierten Proliferation von hMSC führte. Auf beiden Pastenzementarten zeigten die induzierten hMSC im Vergleich zu den nicht induzierten eine leicht erhöhte Proliferation. Eine Erklärung hierfür könnte die Gegenwart der osteogenen Zusätze im Zellkulturmedium und die vorliegende Zelldichte sein. Um die osteogene Differenzierung der hMSC zu induzieren muss dem Zellkulturmedium u. a. Dexamethason zugesetzt werden. Neueste Studien von *Song et al. (2009)* zeigen, dass die Apoptose von Zellen mit steigender Zelldichte zunimmt, dieser Effekt aber durch Zusatz von Dexamethason verhindert werden kann. So lag in dieser Studie die Anzahl apoptotischer Zellen bei einer Zelldichte von $1 \cdot 10^3$ Zellen/cm^2 bei ca. 1,5%. Enthielt das Zellkulturmedium dagegen Dexamethason, konnten bei gleicher Zelldichte nur rund 0,1% apoptotische Zellen nachgewiesen werden. Die im Vergleich zu den Ergebnissen von *Song et al. (2009)* stark erhöhte Zelldichte von ca. $5 \cdot 10^4$ Zellen/cm^2, die einen Tag nach der Besiedlung auf den Pastenzementen nachgewiesen wurde, führte somit wahrscheinlich zu einer gesteigerten Zellapoptose der nicht induzierten Zellen (also ohne Dexamethason). Hinsichtlich der Zellmorphologie konnten allerdings keine Unterschiede zwischen induzierten und nicht induzierten Zellen bzw. den Pastenzementarten beobachtet werden (Abb. 45, Seite 74). Da es sich bei Proliferation und Differenzierung um gegenläufige Prozesse handelt, kann eine Zelle normalerweise entweder nur proliferieren oder nur differenzieren. Dieser Effekt findet sich auch bei den Pastenzementen. Während auf dem 1-Pastenzement die osteogene Differenzierung der Zellen überwog (Abb. 46, Seite 75), dominierte auf dem 2-Pastenzement die Zellproliferation (Abb. 44, Seite 73).
Bei der klinischen Anwendung liegen die Pastenzemente zwar schon zusammengemischt als Paste vor, die Abbinde- und Aushärtreaktion beginnt allerdings erst beim Kontakt mit den Körperflüssig-

keiten. Da diese Reaktionen die Zellfunktionen beeinflussen können (siehe Pulver/Flüssigkeitszemente) wurden hMSC auch auf die frisch hergestellten Pastenzemente ausgesät. Erfolgte die Besiedlung direkt nach der Zementherstellung (Abbindezeit = 0 h), konnte auf dem 1-Pastenzement im Vergleich zum konventionellen CPC mit ca. 40% eine signifikant höhere Zahl lebender adhärenter Zellen nachgewiesen werden (Abb. 47, Seite 76). Zurückführen lässt sich dies wahrscheinlich auf die bei beiden Zementarten unterschiedliche Phosphatkonzentration im umgebenden Medium. Während die Abbindelösung des 1-Pastenzements 1% Na_2HPO_4 enthält, wird zum Anmischen des konventionellen CPC eine 4%ige Na_2HPO_4-Lösung verwendet. Dadurch ist die Phosphationenkonzentration im umgebenden Medium beim konventionellen CPC höher als beim 1-Pastenzement, was zur Apoptose von Zellen führen kann *(Knabe et al. 2000, Liu et al. 2009)*. Nach einer Abbindezeit von 1 h bzw. 24 h waren die Zellzahlen auf beiden Zementarten allerdings vergleichbar. Erste *in vivo* Versuche an der Klinik und Poliklinik für MKG-Chirurgie der TU Dresden zeigen zudem, dass 1- und 2-Pastenzemente, die in subkutanes Muskelgewebe von Ratten eingebracht wurden, komplikationslos einheilen können *(Mai et al., unveröffentlicht)*.

Zusammenfassend lässt sich sagen, dass innerhalb der Pulver/Flüssigkeitszemente vor allem die Modifikation des Basiszements mit Cocarboxylase im Vergleich zu den anderen Zementvarianten die Zellvitalität und -adhäsion deutlich förderte. Dies zeigte sich besonders bei Verwendung frisch hergestellter Zementproben. Die neuartigen Pastenzemente erwiesen sich sowohl im abgebundenen und ausgehärteten Zustand, als auch direkt nach der Herstellung als gut biokompatibel gegenüber hMSC, da es den Zellen möglich war zu proliferieren und in Richtung des osteogenen Phänotyps zu differenzieren.

5. Zusammenfassung

Ziel der vorliegenden Arbeit war die biologische Charakterisierung neuartiger nanostrukturierter und für die Knochenregeneration geeigneter Calciumphosphatzemente (CPC). Hierzu wurde ein aus α-Tricalciumphosphat, Calciumhydrogenphosphat, gefälltem Hydroxylapatit und Calciumcarbonat bestehender CPC verwendet, der mit den Biomolekülen Cocarboxylase, Glucuronsäure, Weinsäure, Glucose-1-phosphat, Arginin, Lysin und Asparaginsäure-Natriumsalz modifiziert wurde. Ermittelt wurde dabei der Einfluss der Modifikationen auf die Proteinadsorption und die Biokompatibilität.

In Vorversuchen wurden die Zementmodifikationen hinsichtlich ihrer Bindungskapazität für humane Serumproteine und für das knochenspezifische Protein Osteocalcin (OC) sowie hinsichtlich ihrer Eignung für die Adhäsion, Proliferation und osteogene Differenzierung von humanen fötalen Osteoblasten (hFOB 1.19) und humanen mesenchymalen Stammzellen (hMSC) untersucht. Dabei erwiesen sich die Modifikationen mit Cocarboxylase, Arginin und Asparaginsäure-Natriumsalz als besonders günstig. Mit diesen „Favoriten" erfolgte eine detailliertere Analyse der Adsorption humaner und boviner Serumproteine sowie der knochen-spezifischen Proteine Osteocalcin, BMP-2 und VEGF. Dabei führte sowohl der Zusatz von Cocarboxylase, als auch der von Arginin und Asparaginsäure-Natriumsalz zu einer erhöhten Adsorption von Serumproteinen. Die Bindungsaffinität des Basiszements gegenüber Osteocalcin, BMP-2 und VEGF konnte durch Funktionalisierung mit Arginin gesteigert werden. Während die Modifizierung mit Cocarboxylase nur die VEGF-Adsorption förderte, bewirkte der Zusatz von Asparaginsäure-Natriumsalz eine Erhöhung der Osteocalcin- und BMP-2-Adsorption. Bedingt durch die größere spezifische Oberfläche der noch nicht abgebundenen Zemente, war die Menge adsorbierter Proteine auf frisch hergestellten Zementproben im Vergleich zu abgebundenen und ausgehärteten Zementen signifikant höher.

Die Eignung der ausgewählten Zementvarianten als Knochenersatzmaterialien wurde mithilfe humaner mesenchymaler Stammzellen zweier verschiedener Spender getestet. Bei Verwendung abgebundener und ausgehärteter Zemente waren die hMSC in der Lage, auf allen Modifikationen zu adhärieren, zu proliferieren und in die osteogene Richtung zu differenzieren. Eine vorherige Inkubation der Zementproben mit humanem Serum förderte dabei vor allem die Zelladhäsion. Weiterhin konnte gezeigt werden, dass hMSC im Gegensatz zu anderen Studien auch auf frisch hergestellten Zementproben adhärieren, proliferieren und differenzieren können. Die Modifizierung des Basiszements mit Cocarboxylase führte hierbei zu einer gegenüber den anderen Modifikationen signifikant erhöhten Zelladhäsion und -vitalität.

Neben den verschieden modifizierten Pulver/Flüssigkeitszementen wurden im Rahmen dieser Arbeit neuartige *ready-to-use* Zementpasten untersucht. Diese zeigten allerdings im Vergleich zu den herkömmlichen Zementen eine geringere Proteinbindungsaffinität. HMSC, die auf den Pastenzementen kultiviert wurden, war es wiederum möglich zu adhärieren, zu proliferieren und den osteoblastenspezifischen Marker Alkalische Phosphatase zu exprimieren. Hinsichtlich ihrer Biokompatibilität sind sie damit vergleichbar zu den herkömmlichen Pulver/Flüssigkeitszementen.

Die Ergebnisse dieser Arbeit zeigen, dass die biologischen Eigenschaften - Proteinadsorption und Biokompatibilität - eines Calciumphosphatzements durch Zusatz verschiedener Modifizierungskomponenten verbessert werden können. Dabei erwies sich die Modifizierung mit dem Vitamin B_{12}-Derivat Cocarboxylase in Bezug auf eine Produktentwicklung und den späteren klinischen Einsatz als besonders interessant. Weiterhin konnte die Eignung neuartiger *ready-to-use* Zementpasten als Knochenersatzmaterial nachgewiesen werden.

Weiterführende Experimente müssten sich dabei vor allem mit der dynamischen Kultivierung der frisch hergestellten Zemente beschäftigen. Außerdem sollten die in dieser Arbeit gewonnenen *in vitro* Daten durch ausgewählte *in vivo* Untersuchungen verifiziert werden.

Literaturverzeichnis

Advincula M, Fan X, Lemons J, Advincula R (2005) Surface modification of surface sol–gel derived titanium oxide films by self-assembled monolayers (SAMs) and non-specific protein adsorption studies. Colloids and Surfaces B: Biointerfaces 42:29-43.

Ambard AJ, Mueninghoff L. (2006) Calcium phosphate cement: review of mechanical and biological properties. J. Prosthodont. 15(5):321-328.

Barleon B, Sozzani S, Zhou D, Weich HA, Mantovani A, Marme D (1996) Migration of human monocytes in response to vascular endothelial growth factor (VEGF) is mediated via the VEGF receptor flt-1. Blood 87(8):3336-3343.

Bernhardt A, Lode A, Mietrach C, Hempel U, Hanke T, Gelinsky M (2008) In vitro osteogenic potential of human bone marrow stromal cells cultivated in porous scaffolds from mineralized collagen. JBMR A. Jul 9.

Bieback K, Kern S, Klüter H, Eichler H (2004) Critical parameters for the isolation of mesenchymal stem cells from umbilical cord blood. Stem Cells 22:625-634.

Blom EJ, Klein-Nulend J, Wolke JG, van Waas MA, Driessens FC, Burger EH (2002) Transforming growth factor-beta1 incorporation in a calcium phosphate bone cement: material properties and release characteristics. JBMR 59(2):265-272.

Boanini E, Torricelli P, Gazzano M, Giardino R, Bigi A (2006) Nanocomposites of hydroxyapatite with aspartic acid and glutamic acid and their interaction with osteoblast-like cells. Biomaterials 27:4428-4433.

Bobbert M (2006) Ethical questions concerning research on human embryos, embryonic stem cells and chimeras. Biotechnol. J. 1:1352-1369.

Boix T, Gomez-Morales J, Torrent-Burgues J, Monfort A, Puigdomenech P, Rodriguez-Clemente R (2005) Adsorption of recombinant human bone morphogenetic protein rhBMP-2m onto hydroxyapatite. J. Inorg. Biochem. 99:1043-1050.

Carey LE, Xu HHK, Simon CG, Takagi S, Chow LC (2005) Premixed rapid-setting calcium phosphate composites for bone repair. Biomaterials 26:5002-5014.

Charriere E, Terrazzoni S, Pittet C, Mordasini P, Dutoit M, Lemaitre J, Zysset P (2001) Mechanical characterization of brushite and hydroxyapatite cements. Biomaterials 22(21):2937-2945.

Chenu C, Colucci S, Grano M, Zigrino P, Barattolo R, Zambonin G, Baldini N, Vergnaud P, Delmas PD, Zallone AZ (1994) Osteocalcin induced chemotaxis, secretion of matrix proteins and Calcium mediated intracellular signaling in human osteoclast like cells. J. Cell Biol. 127:1149-1158.

Clauss M, Gerlach M, Gerlach H, Brett J, Wang F, Familletti PC, Pan YC, Olander JV, Connolly DT, Stern D (1990) Vascular permeability factor: a tumor-derived polypeptide that induces endothelial cell and monocyte procoagulant activity, and promotes monocyte migration. J. Exp. Med. 172(6):1535-1545.

Deckers MM, Karperien M, van der Bent C, Yamashita T, Papapoulos SE, Lowik CW (2000) Expression of vascular endothelial growth factors and their receptors during osteoblast differentiation. Endocrinology 141(5):1667-1674.

Deligianni DD, Katsala N, Ladas S, Sotiropoulou D, Amedee J, Missirlis YF (2001) Effect of surface roughness of the titanium alloy Ti-6Al-4V on human bone marrow cell response and on protein adsorption. Biomaterials 22(11):1241-1251.

Denker HW (2006) Potentiality of embryonic stem cells: an ethical problem even with alternative stem cell sources. J. Med. Ethics 32:665-671.

Dezawa M (2008) Systematic neuronal and muscle induction systems in bone marrow stromal cells: the potential for tissue reconstruction in neurodegenerative and muscle degenerative diseases. Med. Mol. Morphol. 41(1):14-19.

Dong X, Wang Q, Wu T, Pan H (2007) Understanding Adsorption-Desorption Dynamics of BMP-2 on Hydroxyapatite (001) Surface. Biophys. J. 93:750-759.

Dorozhkin SV (2009) Calcium Orthophosphates in Nature, Biology and Medicine. Materials 2:399-498.

dos Santos LA, Carrodeguas RG, Rogero SO, Higa OZ, Boschi AO, de Arruda ACF (2002) α-Tricalcium phosphate cement: "in vitro" cytotoxicity. Biomaterials 23:2035-2042.

Dreesmann H (1892) Über Knochenplombierungen. Bruns Beitr. Klein. Chir. 9:804-810.

Driessens FCM, Khairoun I, Boltong MG, Planell JA (1997) Design of a calcium phosphate bone cement suitable for the fixation of metal endoprotheses. Editors Seydel I and Rey C, Bioceramics 10:279-281.

Driessens FCM, Planell JA, Boltong MG, Khairoun I, Ginebra MP (1998) Osteotransductive bone cements. Proc. Instn. Mech. Engrs. 212:427-453.

Einhorn TA (1996) Biomechanics of bone. In: Principles of Bone Biology. Edts Bilezikian JP Raisz LG and Rodan GA, Academic Press New York, pp. 25-37.

El-Ghannam A, Ducheyne P, Shapiro IM (1999) Effect of serum proteins on osteoblast adhesion to surface-modified bioactive glass and hydroxyapatite. J. Orthop. Res. 17(3):340-345.

Engelhardt M, Deschler B, Müller CI, Lübbert M (2003) Plastizität adulter Stammzellen: Wunschtraum oder Realität? Dt. Ärzteblatt 100:A3236-3244, Heft 49.

Engsig MT, Chen QJ, Vu TH, Pedersen AC, Therkidsen B, Lund LR, Henriksen K, Lenhard T, Foged NT, Werb Z, Delaisse JM (2000) Matrix metalloproteinase 9 and vascular endothelial growth factor are essential for osteoclast recruitment into developing long bones. J. Cell Biol. 151(4):879-889.

Epple M, Dorozhkin SV (2002) Die biologische und medizinische Bedeutung von Calciumphosphaten. Angew. Chem. 114:3260-3277.

Fehrer C, Lepperdinger G (2005) Mesenchymal stem cell aging. Exp. Geront. 40:926-930.

Ferrara N, Davis-Smyth T (1997) The biology of vascular endothelial growth factor. Endocr. Rev. 18(1):4-25.

Fiedler J, Leucht F, Waltenberger J, Dehio C, Brenner RE (2005) VEGF-A and PlGF-1 stimulate chemotactic migration of human mesenchymal progenitor cells. Biochem. Biophys. Res. Commun. 334(2):561-568.

Flade K, Lau C, Mertig M, Pompe W (2001) Osteocalcin-Controlled Dissolution-Reprecipitation of Calcium Phosphate under Biomimetic Conditions. Chem. Mater. 13:3596-3602.

Fleming DE, van Bronswijk W, Ryall RL (2001) A comparative study of the adsorption of amino acids on to calcium minerals found in renal calculi. Clin. Sci. 101(2):159-168.

Friedenstein AJ, Gorskaja JF, Kulagina NN (1976) Fibroblast precursors in normal and irradiated mouse hematopoietic organs. Exp. Hematol. 4:267-274.

Friedländer GE, Perry CR, Cole JD et al. (2001) Osteogenic protein-1 (bone morphogenetic protein-7) in the treatment of tibial nonunions. J. Bone Joint Surg. Am 83-A: S151-S158.

Gan JC, Ducheyne P, Vresilovic E, Shapiro IM (2000) Bioactive glass serves as a substrate for maintenance of phenotype of nucleus pulposus cells of the intervertebral disc. JBMR 51:596-604.

Gbureck U, Rösch P, Thull R (2006) Einfluss von Aminosäuren auf die physikalischen und chemischen Eigenschaften von Calcium-Phosphat-Zementen. BIOmaterialien 4.

Geiger M, Li RH, Friess W (2003) Collagen sponges for bone regeneration with rhBMP-2. Adv. Drug Deliv. Rev. 55(12):1613-1629.

Gerhart TN, Kirker-Head CA, Kriz MJ, Holtrop ME, Hennig GE, Hipp J, Schelling SH, Wang E (1993) Healing segmental femoral defects in sheep using recombinant human bone morphogenetic protein. Clin. Orthop. 293:317-326.

Gluck T (1891) Autoplastik-Transplantation. Implantation von Fremdkörpern. Verlag der Berl. Med. Ges., Berlin, XXI:139-158.

Gorst NJ, Perrie Y, Gbureck U, Hutton AL, Hofmann MP, Grover LM, Barralet JE (2006) Effects of fibre reinforcement on the mechanical properties of brushite cement. Acta Biomater. 2(1):95-102.

Govender S, Csimma C, Genant HK et al. (2002) Recombinant human bone morphogenetic protein-2 for treatment of open tibial fractures: a prospective, controlled, randomized study of four hundred and fifty patients. J. Bone Joint Surg. Am 84-A:2123-2134.

Grauss RW, Winter EM, van Tuyn J, Pijnappels DA, Steijn RV, Hogers B, van der Geest RJ, de Vries AA, Steendijk P, van der Laarse A, Gittenberger-de Groot AC, Schalij MJ, Atsma DE (2007) Mesenchymal stem cells from ischemic heart disease patients improve left ventricular function after acute myocardial infarction. J. Physiol. Heart Circ. Physiol. 293(4):H2438-H2447.

Grigoriou V, Shapiro IM, Cavalcanti-Adam EA, Composto RJ, Ducheyne P, Adams CS (2005) Apoptosis and Survival of Osteoblast-like Cells Are Regulated by Surface Attachment. J. Biol. Chem. 280:1733-1739.

Hamilton DJ (1881) On sponge-grafting. Edinburgh Med J 1881:283. In:Zentralbl. Chir. (1982) 2:28.

Harris S.A., Enger R.J., Riggs B.L. & Spelsberg T.C. (1995) Development and characterization of a conditionally immortalized human fetal osteoblastic cell line. J. Bone Miner. Res. 10:178-186.

Hauschka PV (1986) Osteocalcin: the vitamin K-dependent Ca2+-binding protein of bone matrix. Haemostasis 16(3-4):258-272.

Hempel U, Reinstorf A, Poppe M, Fischer U, Gelinsky M, Pompe W, Wenzel KW (2004) Proliferation and Differentiation of Osteoblasts on Biocement D Modified with Collagen Type I and Citric Acid. JBMR B Appl. Biomater. 71(1):130-143.

Hoang QQ, Schickerl F, Howard AJ, Yang DSC (2003) Bone recognition mechanism of porcine osteocalcin from crystal structure. Nature 425:977-980.

Igura K, Zhang X, Takahashi K, Mitsuru A, Yamaguchi S, Takashi TA (2004) Isolation and characterization of mesenchymal progenitor cells from chorionic villi of human placenta. Cytotherapy 6:543-553.

Iwasaki S, Tsuruoka N, Hattori A, Sato M, Tsujimoto M, Kohno M (1995) Distribution and characterization of specific cellular binding proteins for bone morphogenetic protein-2. J. Biol. Chem. 270:5476-5482.

Jack KS, Vizcarra G, Trau M (2007) Characterization and Surface Properties of Amino-Acid-Modified Carbonate-Containing Hydroxyapatite Particles. Langmuir 23(24):12233-12242.

Jorgensen C, Djouad F, Bouffi C, Mrugala D, Noel D (2008) Multipotent mesenchymal stromal cells in articular diseases. Best Pract. Res. Clin. Rheumatol. 22(2):269-284.

Kaku M, Kohno S, Kawata T, Fujita I, Tokimasa C, Tsutsui K, Tanne K (2001) Effects of vascular endothelial growth factor on osteoclast induction during tooth movement in mice. J. Dent. Res. 80(10):1880-1883.

Kandori K, Murata K, Ishikawa T (2007a) Microcalorimetric study of protein adsorption onto calcium hydroxyapatites. Langmuir 23(4):2064-2070.

Kandori K, Tsuyama S, Tanaka H, Ishikawa T (2007b) Protein adsorption characteristics of calcium hydroxyapatites modified with pyrophosphoric acids. Colloids Surf. B Biointerfaces 58(2):98-104.

Kasten P, Vogel J, Beyen I, Weiss S, Niemeyer P, Leo A, Lüginbuhl R (2008) Effect of platelet-rich plasma on the in vitro proliferation and osteogenic differentiation of human mesenchymal stem cells on distinct calcium phosphate scaffolds: the specific surface area makes a difference. J. Biomater. Appl. 23(2):169-188.

Kaufmann EA, Ducheyne P, Shapiro IM (2000) Effect of varying physical properties of porous, surface modified bioactive glass 45S5 on osteoblast proliferation and maturation. JBMR 52:783-796.

Kaysinger KK, Ramp WK (1998) Extracellular pH Modulates the Activity of Cultured Human Osteoblasts. J. Cell. Biochem. 68:83-89.

Khan SN, Lane JM (2004) The use of recombinant human bone morphogenetic protein-2 (rhBMP-2) in orthopaedic applications. Expert Opin. Biol. Ther. 4(5):741-748.

Kilpadi KL, Pi-Ling C, Bellis SL (2001) Hydroxylapatite binds more serum proteins, purified integrins, and osteoblast precursor cells than titanium or steel. JBMR 57:258-267.

Kim GS, Kim CH, Park JY, Lee KU, Park CS (1996) Effects of vitamin B12 on cell proliferation and cellular alkaline phosphatase activity in human bone marrow stromal osteoprogenitor cells and UMR106 osteoblastic cells. Metabolism 45(12):1443-1446.

Klee D, Mosena F, Furlani D, Wambach M, Lösel R, Ma N (2008) Arginine containing nanofibres for stimulated angiogenesis of tissue engineered substrates. Vortrag auf der Jahrestagung der Deutschen Gesellschaft für Biomaterialien (DGBM), 20.-22.11.2008, Hamburg.

Knabe C, Driessens FCM, Planell JA, Gildenhaar R, Berger G, Reif D, Fitzner R, Radlanski RJ, Gross U (2000) Evaluation of calcium phosphates and experimental calcium phosphate bone cements using osteogenic cultures. JBMR 52:498-508.

Knepper-Nicolai B, Reinstorf A, Hofinger I, Flade K, Wenz R, Pompe W (2002) Influence of osteocalcin and collagen I on the mechanical and biological properties of Biocement D. Biomol. Eng. 19(2-6):227-231.

Koc ON, Gerson SL, Cooper BW, Dyhouse SM, Haynesworth SE, Caplan AI, Lazarus HM (2000) Rapid hematopoietic recovery after coinfusion of autologous-blood stem cells and culture-expanded marrow mesenchymal stem cells in advanced breast cancer patients receiving high-dose chemotherapy. J. Clin. Oncol. 18:307-316.

Kohn DH, Sarmadi M, Helman JI, Krebsbach PH (2002) Effects of pH on human bone marrow stromal cells *in vitro*: Implications for tissue engineering of bone. JBMR 60(2):292-299.

Koutsopoulos S, Dalas E (2000) The Crystallization of Hydroxyapatite in the Presence of Lysine. J. Colloid Interface Sci. 231(2):207-212.

Lässig HE, Müller RA (1999) Die Zahnheilkunde in Kunst- und Kulturgeschichte. Dumont, Köln.

Lee ST, Jang JH, Cheong JW,Kim JS,Maemg HY, Hahn JS, KoYW,Min YH (2002) Treatment of high-risk acute myelogenous leukaemia by myeloablative chemoradiotherapy followed by co-infusion of T cell-depleted haematopoietic stem cells and culture-expanded marrow mesenchymal stem cells from a related donor with one fully mismatched human leucocyte antigen haplotype. Br. J. Haematol. 118:1128-1131.

Liu C, Shao H, Chen F, Zheng H (2003) Effects of granularity of raw materials on the hydration and hardening process of calcium phophate cement. Biomaterials 24:4103-4113.

Liu CS, Chen W (1997) Effect of crystal seeding on the hydratation of calcium phosphate cement. J. Mater. Sci. Mater. Med. 8(12): 803-807.

Liu YK, Lu QZ, Pei R, Ji HJ, Zhou GS, Zhao XL, Tang RK, Zhang M (2009) The effect of extracellular calcium and inorganic phosphate on the growth and osteogenic differentiation of mesenchymal stem cells *in vitro*: implication for bone tissue engineering. Biomed. Mater. 4:025004 (8pp).

Lode A, Wolf-Brandstetter C, Reinstorf A, Bernhardt A, König U, Pompe W, Gelinsky M (2007) Calcium phosphate bone cements, functionalized with VEGF: release kinetics and biological activity. JBMR A 81:474-483.

Maatz R, Lentz W, Graf R (1952) Die Knochenbildungsfähigkeit konservierter Späne. Ein Beitrag zur Knochenbank. Zentralbl. Chir. 77:1376.

Maekawa K, Yoshida Y, Mine A, van Meerbeek B, Suzuki K, Kuboki T (2008) Effect of polyphosphoric acid pretreatment of titanium on attachment, proliferation, and differentiation of osteoblast-like cells (MC3T3-E1). Clin. Oral Impl. Res. 19:320-325.

Mai R, Lux R, Proff P, Lauer G, Pradel W, Leonhardt H, Reinstorf A, Gelinsky M, Jung R, Eckelt U, Gedrange T, Stadlinger B (2008) O-phospho-L-serine: a modulator of bone healing in calcium-phosphate cements. Biomed. Tech. 53:229-233.

Marie PJ, Debiais F, Haÿ E (2002) Regulation of human cranial osteoblast phenotype by FGF-2, FGFR-2 and BMP-2 signaling. Histol. Histopathol. 17(3):877-85.

Martin E (1894) Ausfüllung von Knochenhöhlen mit totem Material. Zentralbl. Chir. 21:193-200.

Mayer H, Bertram H, Lindenmaier W, Korff T, Weber H, Weich H (2005) Vascular endothelial growth factor (VEGF-A) expression in human mesenchymal stem cells: autocrine and paracrine role on osteoblastic and endothelial differentiation. J. Cell. Biochem. 95(4):827-839.

Mayr-Wohlfart U, Waltenberger J, Hausser H, Kessler S, Gunther KP, Dehio C, Puhl W, Brenner RE (2002) Vascular endothelial growth factor stimulates chemotactic migration of primary human osteoblasts. Bone 30(3):472-477.

Midy V, Hollande E, Rey C, Dard M, Plouët J (2001) Adsorption of vascular endothelial growth factor to two different apatitic materials and its release. J. Mater. Sci. Mater. Med. 12(4):293-298.

Midy V, Plouet J (1994) Vasculotropin/vascular endothelial growth factor induces differentiation in cultured osteoblasts. Biochem. Biophys. Res. Commun. 199(1):380-386.

Mülhardt C. (2003) Der Experimentator: Molekularbiologie/Genomics. In, vol 4. Heidelberg, Berlin: Elsevier, Spektrum Akademischer Verlag.

Ng AM, Saim AB, Tan KK, Tan GH, Mokhtar SA, Rose IM, Othman F, Idrus RB (2005) Comparison of bioengineered human bone constructs from four sources of osteogenic cells. J. Orthop. Sci. 10:192-199.

Nies B, Reinstorf A, Porstendörfer U, Vater C, Müller J (2007) Calcium phosphate cements as long term stable pastes with adjustable porosity. Vortrag auf der Jahrestagung der DGBM, 22.-24.11.2007, Hannover.

Oreffo ROC, Driessens FCM, Planell JA, Triffitt JT (1998) Growth and differentiation of human bone marrow osteoprogenitors on novel calcium phosphate cements. Biomaterials 19:1845-1854.

Ozeki K, Aoki H, Fukui Y (2008) The effect of adsorbed vitamin D and K to hydroxyapatite on ALP activity of MC3T3-E1 cell. J. Mater. Sci. Mater. Med, 19:1753-1757.

Pautke C (2004) Charakterisierung von humanen mesenchymalen Stammzellen und Zellen der osteoblastären Differenzierungskaskade. Dissertation, medizinische Fakultät, Ludwig-Maximilians-Universität, München.

Reddi AH (1985) Implant-stimulated interface reactions during collagenous bone matrix-induced bone formation. JBMR 19:233-239.

Reilly DT, Burstein AH (1975) The elastic and ultimate properties of compact bone tissue. J. Biomech. 8(6):393-405.

Riley EH, Lane JM, Urist MR, Lyons KM, Lieberman JR (1996) Bone morphogenetic protein-2: biology and applications. Clin. Orthop. Relat. Res. (324):39-46.

Rösch PA (2006) Einfluss von Aminosäuren und Proteinen auf die physikalischen und chemischen Eigenschaften von Calcium-Phosphat-Zementen. Dissertation, Julius-Maximilian-Universität, Würzburg.

Rüger JM (1998) Knochenersatzmittel - Heutiger Stand und Ausblick. Orthopäde 27:72-79.

Sarda S, Fernandez E, Nilsson M, Balcells M, Planell JA (2002) Kinetic study of citric acid influence on calcium phosphate bone cements as water reducing agent. JBMR 61: 653-659.

Sawyer AA, Hennessy KM, Bellis SL (2007) The effect of adsorbed serum proteins, RGD and proteoglycan-binding peptides on the adhesion of mesenchymal stem cells to hydroxyapatite. Biomaterials 28(3):383-392.

Schäfer R, Northoff H (2008) Cardioprotection and cardiac regeneration by mesenchymal stem cells. Panminerva Med. 50(1):31-39.

Schieker M, Heiss C, Mutschler W (2008) Knochenersatzmaterialien. Unfallchirurg 111:613-620.

Schieker M, Mutschler W (2006) Die Überbrückung von posttraumatischen Knochendefekten - Bewährtes und Neues. Unfallchirurg 109:715-732.

Schnürer SM, Gopp U, Kühn KD, Breusch SJ (2003) Knochenersatzwerkstoffe. Orthopäde 32:2-10.

Schönmeyr BH, Wong AK, Li S, Gewalli F, Cordiero PG, Mehrara BJ (2008) Treatment of hydroxyapatite scaffolds with fibronectin and fetal calf serum increases osteoblast adhesion and proliferation in vitro. Plast. Reconstr. Surg. 121(3):751-762.

Shen JW, Wu T, Wang Q, Pan HH (2008) Molecular simulation of protein adsorption and desorption on hydroxyapatite surfaces. Biomaterials 29:513-532.

Simon CG, Guthrie WF, Wang FW (2004) Cell seeding into calcium phosphate cement. JBMR A 68:628-639.

Sogo Y, Ito A, Matsuno T, Oyane A, Tamazawa G, Satoh T, Yamazaki A, Uchimura E, Ohno T (2007) Fibronectin–calcium phosphate composite layer on hydroxyapatite to enhance adhesion, cell spread and osteogenic differentiation of human mesenchymal stem cells *in vitro*. Biomed. Mater. 2:116-123.

Song IH, Caplan AI, Dennis JE (2009) Dexamethasone Inhibition of Confluence-Induced Apoptosis in Human Mesenchymal Stem Cells. J. Orthop. Res. 27:216-221.

Strauer BE, Brehm M, Zeus T, Kostering M, Hernandez A, Sorg RV, Kogler G, Wernet P (2002) Repair of infarcted myocardium by autologous intracoronary mononuclear bone marrow cell transplantation in humans. Circulation 106:1913-1918.

Sugawara A, Chow LC, Takagi S, Chohayeb H (1990) In vitro evaluation of the sealing ability of a calcium phosphate cement when used as a root canal sealerfiller. J. Endodon. 16:162-165.

Sun H, Ye F, Wang J, Shi Y, Tu Z, Bao J, Qin M, Bu H, Li Y (2008) The upregulation of osteoblast marker genes in mesenchymal stem cells prove the osteoinductivity of hydroxyapatite/tricalcium phosphate biomaterial. Transplant. Proc. 40(8):2645-2648.

Takagi S, Chow LC, Hirayama S, Sugawara A (2003) Premixed Calcium–Phosphate Cement Pastes. JBMR B Appl. Biomater. 67(2):689-696.

Tam WL, Ang YS, Lim B (2007) The molecular basis of ageing in stem cells. Mechanisms of Ageing and Development 128:137-148.

Tarsoly E, Tomory I (1963) Über die Heilung von mit körperfremder Substanz ausgefüllten Knochenhöhlen im Tierexperiment. Acta Chir. Hung. IV:267-373.

Toriumi DM, Kotler HS, Luxenberg DH, Holtrop ME, Wang EA (1991) Mandibular reconstruction with a recombinant bone-inducing factor. Functional, histologic, and biomechanical evaluation. Arch. Otolaryngol. Head Neck Surg. 117:1101-1112.

Toworfe GK, Bhattacharyya S, Composto RJ, Adams CS, Shapiro IM, Ducheyne P (2009) Effect of functional end groups of silane self-assembled monolayer surfaces on apatite formation, fibronectin adsorption and osteoblast cell function. J. Tissue Eng. Regen. Med. 3:26-36.

Urban VS, Kiss J, Kova´cs J, Go´cza E, Vas V, Monostori E, Uher F (2008) Mesenchymal stem cells cooperate with bone marrow cells in therapy of diabetes. Stem Cells 26(1):244-253.

Veerman EC, Suppers RJ, Klein CP, de Groot K, Nieuw Amerongen AV (1987) SDS-PAGE analysis of the protein layers adsorbing in vivo and in vitro to bone substituting materials. Biomaterials 8(6):442-448.

Wan GY, Cai JL, Zhang MB (2008) Experiment of osteogenic differentiation of human adipose stem cells in vitro. Shanghai Kou Qiang Yi Xue. 17(6):652-658.

Wang C, Gong Y, Zhong Y, Yao Y, Su K, Wang DA (2009) The control of anchorage-dependent cell behavior within a hydrogel/microcarrier system in an osteogenic model. Biomaterials 30:2259-2269.

Wang M (2003) Developing bioactive composite materials for tissue replacement. Biomaterials 24:2133-2151.

Weihe S, Epple M (2001) Vom Fremdkörper zum biologisch aktiven Implantat. Rubin Wissenschaftsmagazin 02.

Willmann G (1992) Materialeigenschaften von Hydroxylapatit-Keramik. Mat.-wiss. u. Werkstofftech. 23:107-110.

Wilson CJ, Clegg RE, Leavesley DI, Pearcy MJ (2005) Mediation of Biomaterial–Cell Interactions by Adsorbed Proteins: A Review. Tissue Engin. 11(1/2).

Wolf-Brandstetter C, Lode A, Hanke T, Scharnweber D, Worch H (2006) Influence of modified extracellular matrices on TI6AL4V implants on binding and release of VEGF. JBMR A 79(4):882-894.

Xu HHK, Carey LE, Simon CG, Takagi S, Chow LC (2007) Premixed calcium phosphate cements: Synthesis, physical properties, and cell cytotoxicity. Dent. Mater. 23(4):433-441.

Yang Q, Troczynski T, Dean-Mo Liu (2002) Influence of apatite seeds on the synthesis of calcium phosphate cement. Biomaterials 23:271-276.

Yasko AW, Lane JM, Fellinger EJ, Rosen V, Wozney JM, Wang EA (1992) The healing of segmental bone defects, induced by recombinant human bone morphogenetic protein (rhBMP-2). Radiographic, histological, and biomechanical study in rats. J. Bone Joint Surg. [Am] 74:659-670.

Zhao F, Grayson WL, Ma T, Bunnell B, Lu WW (2006) Effects of hydroxyapatite in 3-D chitosan–gelatin polymer network on human mesenchymal stem cell construct development. Biomaterials 27:1859-1867.

Zhu X, Fan H, Li D, Xiao Y, Zhang X (2007) Protein adsorption and zeta potentials of a biphasic calcium phosphate ceramic under various conditions. JBMR B Appl. Biomater. 82(1):65-73.

Zuk PA, Zhu M, Ashjian P, De Ugarte DA, Huang JI, Mizuno H, Alfonso ZC, Fraser JK, Benhaim P, Hedrick MH (2002) Human adipose tissue is a source of multipotent stem cells. Mol. Biol. Cell 13:4279-4295.

Abbildungsverzeichnis

Abb. 1: Knochendefekte nach Schieker *(Schieker et Mutschler 2006)* 2

Abb. 2: 1-Pastenzement während der Applikation bei Raumtemperatur in Wasser (a) und EM-Aufnahme eines Querschnitts durch einen Zementstrang eines 1-P-CPC (b) 9

Abb. 3: 2-Pastenzement während der Applikation bei Raumtemperatur in Wasser (a) und REM-Aufnahme eines Querschnitts durch einen Zementstrang eines 2-P-CPC (b) 10

Abb. 4: Stammzellarten und ihr Entwicklungspotential 11

Abb. 5: Differenzierungsmöglichkeiten der MSC 12

Abb. 6: REM-Aufnahmen von Gefügen der verschieden modifizierten Zemente. Die Untersuchungen wurden von der Firma InnoTERE (InnoTERE GmbH, Dresden) durchgeführt. 16

Abb. 7: Prinzip des angewendeten Direkt-ELISA 23

Abb. 8: Freisetzung der LDH nach Zelltod bzw. Zelllyse 27

Abb. 9: Prinzip des LDH-Tests 28

Abb. 10: Reaktionsschema des ALP-Tests 29

Abb. 11: Adsorption humaner Serumproteine an modifizierten Zementen der Gruppe 1 (A) und der Gruppe 2 (B) im Vergleich zum unmodifizierten CPC. n = 3, Mittelwert +/- Standardabweichung (Stabw; CPC ↔ Coca/GS/WS jeweils für d6 und d8: * $p < 0,05$, ** $p < 0,01$, *** $p < 0,001$) 35

Abb. 12: Adsorption von bovinem Osteocalcin am unmodifizierten Basiszement. n = 3, Mittelwert +/- Stabw 35

Abb. 13: Adsorption von Osteocalcin an modifizierten Zementen der Gruppe 1 (A, B) und der Gruppe 2 (C, D) im Vergleich zum unmodifizierten CPC bei Inkubation der Zementproben mit 20 ng (A, C) oder 200 ng bovinem Osteocalcin (B, D). n = 3, Mittelwert +/- Stabw (CPC ↔ CPC-Modifikation: * $p < 0,05$, ** $p < 0,01$) 36

Abb. 14: Adhäsion von hFOB 1.19 auf den modifizierten Zementen der Gruppe 1 (A) und der Gruppe 2 (B) im Vergleich zum unmodifizierten CPC. n = 3, Mittelwert +/- Stabw (CPC ↔ CPC-Modifikation zum jeweiligen Zeitpunkt: * $p < 0,05$, ** $p < 0,01$) 38

Abb. 15: Adhäsion von hMSC auf den modifizierten Zementen der Gruppe 1 (A) und der Gruppe 2 (B) im Vergleich zum unmodifizierten CPC. n = 3, Mittelwert +/- Stabw (CPC ↔ CPC-Modifikation zum jeweiligen Zeitpunkt: * $p < 0,05$, ** $p < 0,01$) 39

Abb. 16: Proliferation von hFOB 1.19 auf den Zementen der Gruppe 1 (A) und der Gruppe 2 (B) im Vergleich zum unmodifizierten CPC. n = 3, Mittelwert +/- Stabw (CPC ↔ CPC-Modifikation zum jeweiligen Zeitpunkt: * $p < 0,05$, ** $p < 0,01$) 40

Abb. 17: Proliferation der osteogen induzierten (OS+) und der nicht induzierten (OS-) hMSC auf dem unmodifizierten CPC über 28 Tage. n = 3, Mittelwert +/- Stabw (OS+ ↔ OS-: * $p < 0,05$) 41

Abb. 18: Zellzahlen der osteogen induzierten (OS+) und der nicht induzierten (OS-) hMSC auf den Zementen der Gruppe 1 (A) und der Gruppe 2 (B) im Vergleich zum unmodifizierten CPC, jeweils nach einer Kultivierungsdauer von 28 Tagen. n = 3, Mittelwert +/- Stabw (CPC ↔ CPC-Modifikation: * $p < 0,05$) 42

Abb. 19: Spezifische ALP-Aktivität von hFOB 1.19 auf den Zementen der Gruppe 1 (A) und der Gruppe 2 (B) im Vergleich zum unmodifizierten CPC. n = 3, Mittelwert +/- Stabw (CPC ↔ CPC-Modifikation: * $p < 0,05$) 43

Abb. 20: Spezifische ALP-Aktivität der osteogen induzierten (OS+) und der nicht induzierten (OS-) hMSC auf den Zementen der Gruppe 1 (A) und der Gruppe 2 (B) im Vergleich zum unmodifizierten CPC, jeweils nach einer Kultivierungsdauer von 14 Tagen. n = 3, Mittelwert +/- Stabw (CPC ↔ CPC-Modifikation: * $p < 0,05$) 44

Abb. 21: Adsorption humaner Serumproteine bei Inkubation mit 0,1% (A) und 1% (B) humanem Serum. n = 5, Mittelwert +/- Stabw (CPC ↔ CPC-Modifikation zum jeweiligen Zeitpunkt: ** $p < 0,01$, *** $p < 0,001$) 47

Abb. 22: Adsorption boviner Serumproteine aus Zellkulturmedium, welches 10% FCS enthält. n = 5, Mittelwert +/- Stabw 48

Abb. 23: Adsorption von Osteocalcin im Bereich von 0 - 100 ng auf dem unmodifizierten CPC (A) und von 20 ng und 60 ng auf den Zementvarianten (B). n = 5, Mittelwert +/- Stabw 48

Abb. 24: Adsorption von BMP-2 im Bereich von 0 - 100 ng auf dem unmodifizierten CPC (A) und von 20 ng und 100 ng auf den Zementvarianten (B). n = 5, Mittelwert +/- Stabw (CPC ↔ CPC-Modifikation: ** $p < 0,01$).. 49

Abb. 25: Adsorption von VEGF im Bereich von 0 - 100 ng auf dem unmodifizierten CPC (A) und von 5 ng und 40 ng auf den Zementvarianten (B). n = 5, Mittelwert +/- Stabw (CPC ↔ CPC-Modifikation: * $p < 0,05$)..... 49

Abb. 26: Adhäsion von hMSC des Spenders 1 (A, B) und des Spenders 2 (C, D) ohne vorherige Seruminkubation der Zementproben (A, C) und mit vorheriger Seruminkubation (B, D). n = 5, Mittelwert +/- Stabw (CPC ↔ CPC-Modifikation zum jeweiligen Zeitpunkt: * $p < 0,05$, ** $p < 0,01$) 51

Abb. 27: Typische FM-Aufnahmen zur Live/Dead-Färbung von hMSC auf den verschiedenen Zementen nach 3 und 11 Tagen. (Calcein AM: lebende Zellen - grün, EthD-1: tote Zellen - rot) 53

Abb. 28: Proliferation von hMSC des Spenders 1 der osteogen induzierten Zellen (A, C) und der nicht induzierten Zellen (B, D) ohne vorherige Seruminkubation der Zementproben (A, B) und mit vorheriger Seruminkubation (C, D). n = 5, Mittelwert +/- Stabw.. 54

Abb. 29: Proliferation von hMSC des Spenders 2 der osteogen induzierten Zellen (A, C) und der nicht induzierten Zellen (B, D) ohne vorherige Seruminkubation der Zementproben (A, B) und mit vorheriger Seruminkubation (C, D). n = 5, Mittelwert +/- Stabw.. 55

Abb. 30: Spezifische ALP-Aktivität der osteogen induzierten (OS+) und der nicht induzierten (OS-) hMSC des Spenders 1 (A, B) und des Spenders 2 (C, D) nach 14 Tagen ohne vorherige Seruminkubation der Zementproben (A, C) und mit vorheriger Seruminkubation (B, D). n = 3, Mittelwert +/- Stabw (CPC ↔ CPC-Modifikation: * $p < 0,05$) 56

Abb. 31: Genexpressionsanalyse der osteogen induzierten (OS+) und nicht induzierten (OS-) hMSC des Spenders 2 nach 14 und 28 Tagen ohne vorherige Seruminkubation der Zementproben mittels PCR. Zur Charakterisierung der osteogenen Differenzierung wurden ALP und BSPII ausgewählt. GAPDH diente als interne Kontrolle. 57

Abb. 32: Adsorption humaner Serumproteine bei Inkubation mit 0,1% (A) und 1% (B) humanem Serum (HS) am frisch hergestellten im Vergleich zum ausgehärteten CPC. n = 3, Mittelwert +/- Stabw (* $p < 0,05$, ** $p < 0,01$).. 58

Abb. 33: Adsorption boviner Serumproteine aus Zellkulturmedium, welches 10% FCS enthält, am frisch hergestellten im Vergleich zum ausgehärteten CPC. n = 3, Mittelwert +/- Stabw (*** $p < 0,001$) 59

Abb. 34: Adsorption humaner Serumproteine an frisch hergestellten Zementen bei Inkubation mit 0,1% (A) und 1% (B) humanem Serum (HS). n = 4, Mittelwert +/- Stabw (CPC ↔ CPC-Modifikation: * $p < 0,05$, ** $p < 0,01$).. 60

Abb. 35: Adsorption boviner Serumproteine aus Zellkulturmedium, welches 10% FCS enthält, an frisch hergestellten Zementen. n = 4, Mittelwert +/- Stabw (CPC ↔ CPC-Modifikation: * $p < 0,05$, *** $p < 0,001$) 60

Abb. 36: Anzahl lebender adhärenter und toter Zellen nach 24 h Kultivierung auf dem frisch hergestellten unmodifizierten Basiszement in Abhängigkeit von der Abbindezeit des CPC. n = 4, Mittelwert +/- Stabw (tote Zellen ↔ lebende Zellen: ** $p < 0,01$, *** $p < 0,001$) 62

Abb. 37: Anzahl lebender adhärenter und toter Zellen nach 24 h Kultivierung auf dem frisch hergestellten unmodifizierten Basiszement in Abhängigkeit vom Abbindemedium. Die Abbindezeit betrug 25 min. n = 4, Mittelwert +/- Stabw... 63

Abb. 38: FM-Aufnahmen zur Live/Dead-Färbung von hMSC auf frisch hergestellten Zementen in Abhängigkeit vom Abbindemedium (Abbindezeit 25 min) 24 h nach der Besiedlung. (Calcein AM: lebende Zellen - grün, EthD-1: tote Zellen - rot) 64

Abb. 39: Anzahl lebender adhärenter und toter Zellen auf den frisch hergestellten Zementproben nach 24-stündiger Inkubation. n = 4, Mittelwert +/- Stabw (lebende Zellen ↔ tote Zellen: *** $p < 0,001$; CPC ↔ CPC-Modifikation: $^{\circ\circ}$ $p < 0,01$, $^{\circ\circ\circ}$ $p < 0,001$) 65

Abb. 40: FM-Aufnahmen zur Live/Dead-Färbung von hMSC auf den frisch hergestellten Zementfavoriten 24 h nach der Besiedlung. (Calcein AM: lebende Zellen - grün, EthD-1: tote Zellen - rot) 66

Abb. 41: Proliferation (A) und spezifische ALP-Aktivität (B) von osteogen induzierten (OS+) und nicht induzierten (OS-) hMSC auf dem frisch hergestellten unmodifizierten Basiszement. n = 4, Mittelwert +/- Stabw (OS+ ↔ OS- : * $p < 0,05$, *** $p < 0,001$) 67

Abb. 42: Proliferation von osteogen induzierten (A) und nicht induzierten hMSC (B) auf den frisch hergestellten Zementfavoriten. n = 4, Mittelwert +/- Stabw (CPC ↔ CPC-Modifikation: * $p < 0,05$) 68

Abb. 43: Adsorption humaner Serumproteine an den Pastenzementen bei Inkubation mit 0,1% (A) und 1% humanem Serum (HS) (B). n = 3, Mittelwert +/- Stabw (1-P-CPC ↔ 2-P-CPC: * $p < 0,05$) 69

Abb. 44: Proliferation von osteogen induzierten (A) und nicht induzierten hMSC (B) auf den Pastenzementen. n = 3, Mittelwert +/- Stabw (1-P-CPC ↔ 2-P-CPC: ** $p < 0,01$, *** $p < 0,001$) 70

Abb. 45: FM-Aufnahmen von hMSC auf den Pastenzementen nach einer Kultivierungsdauer von 2 und 14 Tagen (Aktin: grün - Phalloidin/Alexa 488, Zellkerne: blau - DAPI) 71

Abb. 46: Spezifische ALP-Aktivität von hMSC auf den Pastenzementen nach 14 Tagen Kultivierung. n = 3, Mittelwert +/- Stabw (1-P-CPC ↔ 2-P-CPC: * $p < 0,05$) 72

Abb. 47: Anzahl lebender adhärenter Zellen auf dem frisch hergestellten 1-Pastenzement im Vergleich zum frisch hergestellten konventionellen CPC in Abhängigkeit von der Zementabbindezeit. n = 4, Mittelwert +/- Stabw (1-P-CPC ↔ CPC: *** $p < 0,001$) 73

Abb. 48: Anzahl lebender adhärenter und toter Zellen auf dem frisch hergestellten 1-Pastenzement (A) und auf dem frisch hergestellten konventionellen CPC (B) in Abhängigkeit von der Zementabbindezeit. n = 4, Mittelwert +/- Stabw (lebende Zellen ↔ tote Zellen: * $p < 0,05$, ** $p < 0,01$, *** $p < 0,001$) 73

Tabellenverzeichnis

Tab. 1: Einteilung von Knochenersatzmaterialien ... 2

Tab. 2: Übersicht der verschiedenen Calciumorthophosphate ... 4

Tab. 3: Ausgewählte Eigenschaften der Calciumorthophosphate (CaP) nach Epple *(Epple et Dorozhkin 2002)* ... 5

Tab. 4: Eigenschaften von Calciumphosphat-Keramiken und Calciumphosphat-Zementen ... 6

Tab. 5: Darstellung der verwendeten Modifizierungszusätze ... 15

Tab. 6: Zusammensetzung der 1- und 2-Pastenzemente ... 17

Tab. 7: Zellkulturmedien ... 18

Tab. 8: Mediumsbestandteile ... 18

Tab. 9: Lösungen und Puffer ... 19

Tab. 10: Kultivierungsbedingungen für hMSC und hFOB 1.19 ... 20

Tab. 11: Lösungen und Reagenzien zur Untersuchung der Serumadsorption ... 21

Tab. 12: Inkubationsbedingen zur Untersuchung der Proteinadsorption ... 21

Tab. 13: Lösungen, Proteine und Antikörper für die Direkt-ELISAs ... 23

Tab. 14: Arbeitsvorschrift zur Durchführung des Direkt-ELISA ... 24

Tab. 15: Kits und Färbereagenzien für die Mikroskopie ... 25

Tab. 16: Lösungen zum Nachweis der ALP-Aktivität ... 29

Tab. 17: Reagenzien für die cDNA-Synthese ... 31

Tab. 18: Verwendete Primer ... 31

Tab. 19: Zusammensetzung des PCR-Reaktionsmixes ... 32

Tab. 20: Ausgewählte Materialeigenschaften der verschieden modifizierten Zemente. Die Untersuchungen zur Materialcharakteristik wurden von der Fa. InnoTERE GmbH, Dresden durchgeführt. ... 44

Tab. 21: Günstige Modifizierungskomponenten des Basiszements hinsichtlich Proteinadsorption und Biokompatibilität ... 45

Tab. 22: Zellzahl auf den mit Serum vorinkubierten Zementen im Vergleich zur Zellzahl auf den nicht mit Serum vorbehandelten Zementen und Signifikanzen bei Spender 1 (grün) und Spender 2 (blau). (Zemente mit Serum ↔ Zemente ohne Serum: * $p < 0,05$, ** $p < 0,01$, *** $p < 0,001$) ... 51

Tab. 23: Anstieg der Zellzahl im Vergleich zur Ausgangszellzahl (d28/d3, x-fach), Spender 1 ... 54

Tab. 24: Anstieg der Zellzahl im Vergleich zur Ausgangszellzahl (d28/d1, x-fach), Spender 2 ... 55

Tab. 25: Anstieg der spezifischen ALP-Aktivität der hMSC nach 14 Tagen bei vorheriger Seruminkubation der Zemente im Vergleich zu Zementen ohne vorherige Seruminkubation ... 57

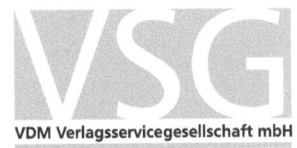

Die VDM Verlagsservicegesellschaft sucht für wissenschaftliche Verlage abgeschlossene und herausragende

Dissertationen, Habilitationen, Diplomarbeiten, Master Theses, Magisterarbeiten usw.

für die kostenlose Publikation als Fachbuch.

Sie verfügen über eine Arbeit, die hohen inhaltlichen und formalen Ansprüchen genügt, und haben Interesse an einer honorarvergüteten Publikation?

Dann senden Sie bitte erste Informationen über sich und Ihre Arbeit per Email an *info@vdm-vsg.de*.

Sie erhalten kurzfristig unser Feedback!

VDM Verlagsservicegesellschaft mbH
Dudweiler Landstr. 99
D - 66123 Saarbrücken
www.vdm-vsg.de

Telefon +49 681 3720 174
Fax   +49 681 3720 1749

Die VDM Verlagsservicegesellschaft mbH vertritt

 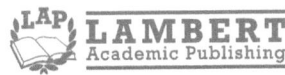 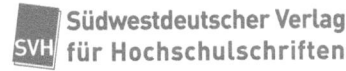

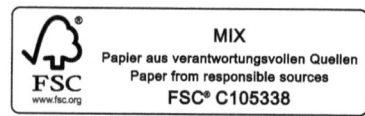

Printed by Books on Demand GmbH, Norderstedt / Germany